看護学テキスト NiCE

看護と研究
根拠に基づいた実践
Evidence-based Practice（EBP）

編集　西垣昌和

南江堂

執筆者一覧

編集

西垣　昌和　　国際医療福祉大学成田看護学部/大学院医療福祉学研究科保健医療学専攻

執筆（執筆順）

西垣　昌和　　国際医療福祉大学成田看護学部/大学院医療福祉学研究科保健医療学専攻

山川みやえ　　大阪大学大学院医学系研究科保健学専攻

矢山　　壮　　関西医科大学看護学部/大学院看護学研究科

徳永　友里　　杏林大学保健学部看護学科

三條真紀子　　国際医療福祉大学大学院医療福祉学研究科保健医療学専攻

白石　三恵　　大阪大学大学院医学系研究科保健学専攻

落合　亮太　　横浜市立大学医学部看護学科

はじめに

「ところで，EBPの研修はしていますか？」

看護の研究に携わっていると，ありがたいことに各所の医療機関や看護協会から「看護研究」の研修・講義の依頼をいただくことが少なくない．そのようなとき，決まってこの質問を投げかけてきた．あくまで編者の経験上ではあるが，最後にこの質問を投げかけた2020年までに，EBPの研修がすでに行われていた施設はなかったと記憶している．場合によっては，「EBPとは？？」と首を傾げられることもあった．

研究はエビデンス（根拠）を「つくる」こと，EBP（evidence-based practice）はエビデンスを「つかう」ことである．臨床現場において，どちらのスキルの優先順位が高いかは明らかである．それなのに，EBPの研修をしていないのに看護研究の研修をするというのは，順番がちがうのではないか，と（やんわりと）伝えることを繰り返してきた．これに対して，すんなりと受け入れていただける場合もあれば，「根拠に基づいた実践は研修をしなくてもすでにやっている」「研究をつかうにしても，一度研究をしてみることが大事」といったご意見をいただくこともある．これらの誤解を持った研修企画担当者に，どのような説明をすれば誤解が解けるかは，本書を読了していただいたらきっとわかるだろう．

さて，上記は臨床現場でのエピソードであるが，看護職を育てる養成機関（大学，短期大学，専門学校等）においても同じことがいえる．看護職養成機関は，看護職として国家資格を得て，その資格を活かして活動する者を養成することが至上命題なので，「エビデンスをつかう」という，現場で必須のスキル修得が優先されるべきことはいうまでもない．もちろん，養成機関のうち，大学は研究機関でもあるわけなので，研究の素地を養うことも重要なミッションの1つではあるが，その方法を必ずしも研究をしてみる，ということに限る必要はないだろう．EBPを学ぶ過程でさまざまな研究に触れ，それらが自身の看護に活かされるという経験をすることは，研究に関する知識や論理的思考能力を高めるとともに，研究に興味・関心を持つきっかけになる．EBPを学ぶことは，かくのごとく得られるものが極めて大きいのである．

本書は，これまでありそうでなかった「エビデンスをつかう」ことに特化したテキストである．読者の皆様には，すべての医療職にとって必須のスキルとして，また，研究と向き合う最初のステップとして，EBPを存分に学んでほしい．本書で学んだ皆様によって，EBPが臨床現場に浸透し，「ところで，EBPの研修はしていますか？」がするまでもない質問になることを心待ちにしている．

最後に，編者の力不足による刊行スケジュールの大幅な遅れに寛大な心で付き合ってくださった執筆者の先生方と，破格の忍耐強さで刊行にご尽力いただいた南江堂の皆様に心より感謝申し上げる．

2023年6月

西垣　昌和

本書の構成

　本書は，大きく分けて2つのパートからなる．1つ目が，根拠に基づいた実践（EBP）の基本的考え方から，EBP の実際までを学ぶ本書のメインパートで，第Ⅰ章から第Ⅲ章が該当する．2つ目のパートは，EBP に必要な基礎知識をまとめた第Ⅳ章である．この章はいわば資料集であり，1つ目のパートを学ぶうえでの解説としても役に立つので，第Ⅰ章から第Ⅲ章を読み解く際に活用してほしい．それぞれの章の目的は以下のとおりである．

第Ⅰ章　根拠に基づいた実践（EBP）の概要を知る

　Evidence-based Practice という概念が生まれた背景を知り，EBP の重要性を確認する．また，看護と EBP と研究の関係性について整理し，看護においてエビデンスを「つくる」ことと「つかう」ことそれぞれの重要性を理解する．

第Ⅱ章　根拠に基づいた実践（EBP）の5つのステップを学ぶ

　EBP の5つのステップを理解し，エビデンスの収集と吟味，そしてその活用の一連の流れを理解する．また，エビデンスが生み出される過程（＝研究）の概略を知ることによって，エビデンスを批判的に吟味する能力の強化をはかる．

第Ⅲ章　さまざまな研究方法の文献（論文）を読む

　看護領域で実際に実施されてきたさまざまな研究デザインの論文を通して，第Ⅱ章で学んだ EBP のステップを踏む例を示す．

第Ⅳ章　根拠に基づいた実践（EBP）に活用される知識

　EBP のために備えるべき情報リテラシーを理解し，統計学，研究デザイン，研究方法に関する必要な知識を身につける．

目次

第IV章　根拠に基づいた実践（EBP）に活用される知識　113

第Ⅰ章　根拠に基づいた実践（EBP）の概要を知る

1 根拠に基づいた実践（EBP）とは

1 臨床実践と看護師の意思決定

　看護師が実施するケアは，いつでも同じではなく，患者の状態やその場の状況に応じた，個別性の高いケアである．すなわち，看護師はマニュアルどおりの画一的なケアを実施するのではなく，今，目の前の患者に「何が必要か」「何を患者が求めるか」そして「何が可能か」を考えて，「何をするか」について意思決定し，最適なケアを実施する．

A 意思決定の 3 要素
　臨床において何を実践するかの意思決定には，次の3つの要素が関連する．

1）科学的根拠（evidence）
　看護の対象（以後，「患者」とする）に，解決すべき何らかの課題がある場合，看護師はその解決を目標としてケアを計画し，実践する．看護師は，患者にとって最善なケアを提供する必要があり，決して患者に危害を加えるようなことがあってはならない．そのためには，その看護が患者に提供された際に，患者に利益をもたらすことを見込む根拠が必要である．看護の根拠は，経験や直感，慣習のみによってはならず，科学的に導き出されていなければならない．ここで，科学的とは，課題の成り立ちや原因の解明，そしてその解決方法の開発が，厳密に計画・実施された研究によって導かれていることを示す．そして，それらの研究によって開発された解決方法（介入方法）が，臨床において実際に効果があるかどうかの実証研究の結果を，臨床家は意思決定の根拠として活用する．このような，実証研究の結果をエビデンスという．

2）患者の価値観（values）
　ケアを実施するのは看護師であるが，ケアの主体は患者である．ケアを受けることを求めるか求めないかは，患者の価値観によって異なる．患者の価値観には，健康観，死生観といった概念的なものもあれば，費用対効果，副作用と効果のバランスといった実質的なものもある．たとえエビデンスの観点からは効果が高いことが予想されるケアであったとしても，患者がそれを望まなければケアは受け入れられないし，看護師側の価値観を押し付けては

ならない.

　ただし，そもそも患者の価値観が，ゆがんだ認知に基づいており，その結果ゆがんでいると考えられる場合には，そこへ介入することもありうる．たとえば，2型糖尿病患者に対し食事指導が血糖コントロールにおいて効果を示すことについては明らかなエビデンスが示されている．しかし患者が，「一般的に言われている食事指導は効かないから，自分はこのサプリメントでやっていく」といって，怪しげなサプリメントに傾倒し，食事指導を拒否しているとしよう．このような場合に，その患者の価値観を優先し，食事指導をしないという選択肢はとるべきではないのは明らかである．このような場合には，まずは患者の価値観を形成する認知のゆがみを矯正することをケアの焦点とすべきである．

3）資源（resources）

　ケアを実施するには，物品，時間，人員といったさまざまな資源が必要となる．資源は量的に充足している（例：ケアを実施するだけの人数的余裕がある）だけでなく，質的にも充足している（例：ケアを実施する技術を持った人員がいる）必要がある．

　看護師の意思決定においては，これらの3要素をそれぞれ独立に検討するだけでなく，すべての要素を合わせて検討する必要がある（**図Ⅰ-1-1**）．価値観の項で例として挙げたように，あるケアを実施すると患者にとってよい効果が得られるという強い科学的根拠があるが，患者が求めていないのに，その価値観に背いてケアを実施することは，看護師主体のケアであり，患者主体の原則に反する．科学的根拠の強さは劣るものの，患者の価値観に沿っ

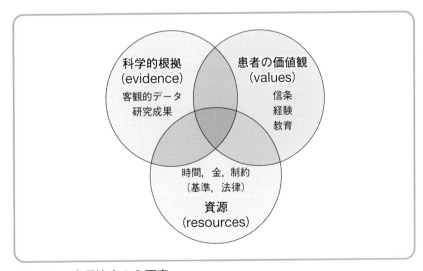

図Ⅰ-1-1　意思決定の3要素

［Gray M：Evidence-based Healthcare：How to Make Health Policy and Management Decisions, 2nd ed, Churchill Livingstone, 2001 より筆者が翻訳し引用］

たケアを実施するか，もしくは，科学的根拠の観点からいえば最良のケアが，なぜ患者の価値観では受け入れられないかをアセスメントすることを検討すべきである．同様に，資源の制約によって患者にベストのケアを提供することが難しい場合には，実現可能な範囲での最善のケアは何かを検討することとなる．

B　意思決定と看護師の臨床的専門技能

看護師がケアを実施するにあたっては，「科学的根拠」「患者の価値観」「資源」の3要素すべてを評価し，それらを統合して意思決定することが求められる．そのためには，

①個々の患者の状態を適切に評価し，関連する科学的根拠を収集・吟味したうえでケアを検討する能力
②患者の価値観や期待を察知する能力
③個々の患者に過不足のない適切なケアを提供するため，利用可能な医療資源を把握し分配する能力

が必要となる．これらは，根拠に基づいた実践（EBP）には必須の臨床的専門技能である．

2　根拠に基づいた実践（EBP）

根拠に基づいた実践（evidence-based practice：EBP）は，研究によって導かれた科学的根拠（エビデンス）を，臨床的専門技能を用いて患者の価値観と統合し，患者に提供するケアについて意思決定し，そのケアを実践するプロセスをさす．当然ともいえるこのプロセスが，なぜ現代の医療において，ことさらに重要視されているかを理解するには，EBPという言葉が生まれた背景を知るとよい．

A　医療と研究

医学の歴史をひも解けば，その起源をたどれば宗教的な儀式やまじないの類もあるものの，何らかの根拠をもって発展してきた．その根拠の確かさは，その時代に医学に携わっていた人々の経験則（「○をしてみたら×が治った」など，因果関係はわからないが結果はうまくいったような例）にすぎないものから，何らかの実験を実施して得たものまでさまざまであったと考えられる．質の差はあれども，臨床実践は何らかの研究的なアプローチによって得られた根拠に基づいていた．看護においては，ナイチンゲール（Nightingale F）が，クリミア戦争における兵士の死亡において，戦闘による直接的な死亡よりも，衛生環境の改善により予防可能な死亡のほうが多いことを疫学的

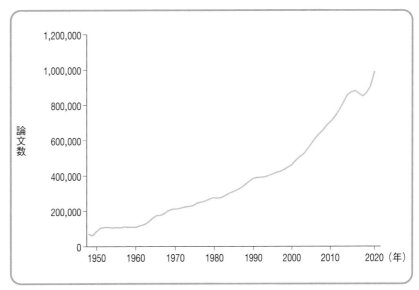

図Ⅰ-1-2　文献データベース MEDLINE に収載された論文数
〔National Library of Medicine：MEDLINE® Citation Counts by Year of Publication (as of January 2022)，〔https://www.nlm.nih.gov/bsd/medline_cit_counts_yr_pub.html〕（最終確認：2023年5月10日）のデータより作成〕

な観察研究（p.46 参照）によって見出し，衛生環境を整えた結果，死亡率が激減したという例は誰もが知っているだろう．

B 1950 年代以降：臨床医学研究の発展

　臨床医学に関する研究は，さまざまな疫学的研究のデザインの考案や，データを解析する計算機（コンピュータ）の発達に伴い，急激に進歩した．介入研究デザインのスタンダードとされるランダム化比較試験（RCT）（p.145，第Ⅳ章-3-6「ランダム化比較試験（RCT）」参照）の結果が，1948 年に初めて公表✐されたのは，その象徴的な出来事と言える．疾患の原因解明と治療法の開発につながる基礎研究の発展も相まって，以後，多くの臨床医学研究が行われ，その成果が活発に公表されることとなる（**図Ⅰ-1-2**）．

C 研究者競争の激化："Publish or Perish"

　研究活動の活発化は，研究者間の競争の激化をまねく．研究者にとって，研究成果を公表した実績（＝論文の公表）は，研究を継続するための研究費の獲得や，研究者自身が大学や研究所などの研究機関での職を得るために必須だからである．そのためには，同じ分野の他の研究者よりもより優れた研究を，より早く論文として公表しなければならない✐．"Publish or Perish（論文出版か，滅びるか）"という言葉は，論文を公表しなければ研究者として滅びるのみという，研究者における競争の厳しい現実を示している．このような競争の激化は，実績を得る早さと数を重視して，多少質は劣っても論

メモ

結核患者におけるストレプトマイシンの効果に関するRCTが，ブリティッシュ・メディカル・ジャーナル（British Medical Journal：BMJ）に掲載された．

メモ

研究にとって，その研究結果がいかに「新しいか」が重要ポイントの1つとなる．

文を量産するという好ましくない行動をとる（とらざるをえない）研究者が現れる事態をまねく．その結果，十分な質が担保されていない論文が公表されかねないこととなった．

D　1980年代後半：文献へのアクセス性の向上

公表された論文（＝文献）は，その索引<ruby>索引<rt>さくいん</rt></ruby>情報が文献データベース（p.29参照）に登録される．旧来は，文献データベース自体が1冊の書籍として出版されていた．そのため臨床家が実践のためにエビデンスとなる論文を探そうとする場合，その書籍を図書館で参照するという作業が必要であった．何千何万という論文情報が収載された紙媒体の書籍から，目当ての文献を探すのはそれだけで多大な時間を要する困難な作業であった．ところが，1980年代後半になると，電子化された文献データベースを，電話回線経由でコンピュータを用いて検索することが可能になった．その後のインターネットやパソコンの普及によって，文献情報へのアクセス性は飛躍的に向上し，短い時間で，膨大な情報を得ることができるようになった．

たとえば，医学系文献最大のデータベースであるMEDLINEは，かつてIndex Medicusという書籍として出版されていた．書籍といっても，掲載されているのは論文の索引情報（著者，タイトル，雑誌名，掲載ページなど）のみであり，その構成は「電話帳」に近い．

E　根拠にとらわれた医療（ERM）

文献へのアクセス性が向上すると，臨床家の実践における意思決定に最新のエビデンスを取り入れることが日常的になった．ここで，2つの問題が発生する．1つは，前で述べたように研究論文は玉石混淆<ruby>玉石混淆<rt>ぎょくせきこんこう</rt></ruby>であり，必ずしも臨床的に有用であるとは限らないという論文側の質の問題，もう1つは論文に書かれた研究成果を使う臨床家側の問題である．

後者について説明しよう．Aという介入（たとえば「温罨法<ruby>温罨法<rt>おんあんぽう</rt></ruby>」）がBという患者の状態（たとえば「術後疼痛」）に効果がある，という結果を示した研究論文があったとする．その論文をもとに介入を実施した場合，期待される効果が得られることもあればそうでないこともある．期待される効果が得られない場合，臨床家側の問題として次の2点が挙げられる．

①「Aをすれば，Bは当然解決する」と，論文を無条件に臨床に取り入れた．
②「Bが改善しないのは，A自体が効果のない介入だから」と考えてしまう．

これらの問題は，一見すると正反対の問題のように思えるが，実はこれらは，エビデンスのとらえ方に関する共通した誤りから生じている．その誤りとは，「文献で示された介入とそれによる結果は，自身が置かれた環境でも再現される」という前提を持っていることである．

そのような前提が生じる原因は，「木を見て森を見ず」のことわざにたとえられる（図I-1-3）．多くのエビデンスは，「Xという新しい介入をした○人の患者群と，Yという従来の介入をした△人の患者群を比較すると，Xの介

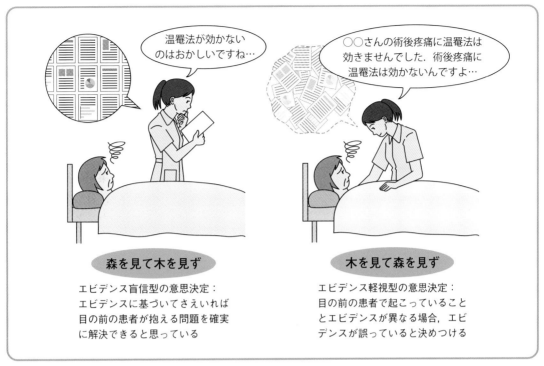

図Ⅰ-1-3　森（エビデンス）を見ながら木（患者）を見よう
エビデンスを盲信してもいけないし，エビデンスを軽視してもいけない．エビデンスを見ながらも，それが目の前の患者に適応可能かを判断し，実施した結果を評価して，次のケアに活かすことこそ EBP である．

入を受けた患者群のほうが，効果が×％高かった」というように，「患者群」という集団に対してどれぐらい効果があったか，という形で示される（比較試験）．すなわち，X の介入のほうが，Y の介入よりも「効く（効果が高い）人が多い」ということであり，「効かない（効果が低い）人」も存在する．しかし，①の問題は，そのような集団単位のエビデンスが，目の前の 1 人の患者でそのまま再現される（＝効果が得られる）という前提を置いてしまうために，一人ひとりの患者の個別性に関する思考が停止してしまうことで起こる．すなわち「森（＝集団）を見て木（＝個別性をもった個々の患者）を見ず」の状況に陥っている状態である．このようなスタンスでの医療は「根拠にとらわれた医療（evidence restricted medicine：ERM）」と揶揄され，後述の EBM という概念が生じる強い動機となった．

　反対に，②の問題では，目の前の患者で A の効果がみられなかったことを理由に，A に関するエビデンスを無視するという，「木を見て森を見ず」の状況に陥っている．エビデンスが集団に対する平均的な効果で示されている以上，その効果がない患者が存在することは当然といえる．そのような患者には，X の効果が得られない何らかの理由があり，ひょっとしたら従来の Y の介入のほうが効果的かもしれない．それにもかかわらず，「目の前の患者で

はエビデンスと同様の結果が得られない理由は何か」について考えず，Xそのものを否定してしまっては，目の前の患者に最適な医療を提供できないばかりか，本来はXによって効果が得られるその他の患者にまで，Xを届けないことになりかねない．

　これらの問題の根底には，「エビデンス」が金科玉条のようにもてはやされたことによる，エビデンスを臨床的な観点から吟味し，実際の臨床に取り入れるかどうかを判断するという，臨床家に不可欠な思考が停止している．公表されるエビデンスが必ずしも質が担保されていない状況において，このような思考停止はきわめて危険であり，そのような状況への警鐘として，1990年代にEBMの概念が登場することとなる．

F　1991年以降：根拠に基づいた医療（EBM）

　エビデンスを臨床的観点から吟味することなく，短絡的に臨床に取り入れることは，必ずしも患者にとって最適な医療を提供することにはならず，場合によっては患者に危害を加えることや，あるいは資源の浪費につながる可能性がある．そこで，エビデンスは臨床家が目の前の患者にとって最適な医療を選択するための「判断材料の1つ」であることを強調すべく，根拠に基づいた医療（evidence-based medicine：EBM）という言葉が，1991年に生まれた[1]．「一人ひとりの患者の臨床判断にあたって，現今の最良の資料を一貫性をもった，明示的かつ妥当性のある用い方をすること」（サケット[Sackett DL]ら，1997），「入手可能で最良の科学的根拠を把握した上で，個々の患者に特有の臨床状況と価値観に配慮した医療を行うための一連の行動指針」（福井，1999）といった複数の定義から，EBMは「臨床家の意思決定過程」であることがわかる．臨床家の感覚と，研究との関係を明確に整理したこの概念は，以後，急速に臨床現場に浸透していく．

G　EBMの周辺領域への拡大：EBMからEBPへ

　EBMは，その発祥は文字どおり"Medicine（医学）"である．しかし，臨床家とエビデンスとの関係を明確に整理したこの概念は，医学以外の臨床領域でも適応可能であることはいうまでもなく，EBN（evidence-based nursing, evidence-based nutrition），EBR（evidence-based rehabilitation）といったように，その範囲を拡大していった．一方で，「根拠に基づく臨床家の意思決定過程」という概念は汎用的であり，医学，看護，リハビリテーションといったようにことさらに細分化する必要はない．そのような背景から，「患者（対象者）がそこにいるなら，そこがすべて根拠に基づいた実践の場」という理念から，より一般化した「根拠に基づいた実践（evidence-based practice：EBP）」という概念が生まれた．

3 ┃ EBPの3要素

　EBPは，臨床家の意思決定と実践のプロセスである．そのため，EBPの3要素は意思決定の3要素と類似している．

1）最良のリサーチ・エビデンス

　EBPの基盤となるのは，その根拠となるリサーチ・エビデンスである．リサーチ・エビデンスとは，適切で妥当な方法で実施された研究（リサーチ）によって，患者のアウトカムへの影響が示された研究結果のことをさし，その多くは論文として公表される．そのため，EBPでは，臨床家が直面する問題の解決に適した論文を探し，その論文を読み，そして解釈するスキルが必須となる．

2）患者の価値観

　いくら優れたリサーチ・エビデンスであっても，それを患者が求めない限り，看護師がそれを実践することはないし，実践してはならない．たとえば，専門職である看護師の観点から，明らかにその患者にとって利益となるケアがあるにもかかわらず，それを患者が望んでいない，ということもありうる．そのような場合には，なぜ患者がそれを望まないのか，その意思の背景を評価したうえで，最良のケアを提供する努力をする必要がある．

3）臨床的専門技能

　意思決定の項で述べた技能（p.4参照）のほかに，EBPにおいては実際にそのエビデンスを患者に提供するための技術が必要である．看護におけるEBPでは，必要な技術は特定の手技はもちろん，コミュニケーション技術，教育技術など多岐にわたる．

4 ┃ EBPの5つのステップ

　EBPでは，最良のリサーチ・エビデンスを得て，それを患者に適用できるかどうか，患者がそれを求めるか，を評価したうえで，ケアを実践する．その過程は，①問題の形式化，②情報検索，③批判的吟味，④判断の適用，⑤自己評価の5つのステップからなる．それぞれのステップの詳細は，第Ⅱ章に示してあるため，ここでは概要を示す．

1）問題の形式化：課題・疑問を形式化する

　臨床において解決しようとする問題や疑問（＝臨床疑問，clinical question：CQ）は，「○病に×薬は効果があるのだろうか」といったように必ずしもシンプルではなく，ときに複雑で，ときに漠然としていることがある．それに対し，リサーチ・エビデンスは，整理された1つの問題にフォーカスを当てた研究成果として存在している．そのため，臨床疑問を解決に導くよ

うなリサーチ・エビデンスを探すためには，「その疑問を研究的に解決するにはどのような研究をすればよいか」という観点に変換した疑問（＝研究疑問，research question：RQ）に変更する必要がある（問題の形式化）．

2）情報検索：エビデンスを入手する

　問題を形式化したら，その問題に関するリサーチ・エビデンスの情報を検索する．リサーチ・エビデンスの検索には，一般的な web 検索（Google など）ではなく，医学中央雑誌，CINAHL，MEDLINE といった，文献に関する情報を集約した文献データベースを用いる．

3）批判的吟味：文献を吟味する

　文献データベースを用いて収集した論文を読み解く際には，その内容について吟味する必要がある．なぜなら，前述のように，論文は玉石混淆であるし，さらにその論文自体の置かれた環境でもそのまま活用できるとは限らないからである．その論文が妥当な方法で行われているか，示された結果は十分であるか，臨床的に有用で実施可能な結果であるか，といった点について，批判的に読み解く．

4）判断の適用：研究結果を適用し実施する

　論文を批判的に吟味した結果，その論文で示されたエビデンスが臨床的に有用で，自身の置かれた環境でも効果が期待されると判断したら，そのエビデンスを臨床において実施するかどうかを判断する．この段階では，患者の価値観や，エビデンスを実行するための資源を評価し，実施する臨床的専門技能が求められる．

5）自己評価：実施結果（アウトカム）を評価する

　上記までの４つのステップを終えたら，実際に患者に効果が得られたかどうかもふまえて，それらのステップが効果的，効率的になされていたかを評価する．

5 ｜ EBP と研究：循環的発展

A　根拠に基づいたケアの創出

　EBP のステップは，臨床課題の解決につながるエビデンスを探すところから始まる．そのステップで最良のエビデンスを得ることができれば，ステップは先に進み，実際のケアの提供に結びつく．しかし，臨床実践に活用するのに十分な質を伴ったエビデンスが得られない場合や，十分に情報検索をしてもエビデンスが見つからない場合も当然ある．特に，研究活動の活発化，情報社会における研究成果波及の迅速化，さまざまな最新技術の医療分野での応用などによって，医療はめまぐるしく変化している．そのような時代においては，臨床現場で患者に生じている問題を解決するためのエビデンスの創出が追いつかないことが容易に生じる．そのような状況における看護師に

は，より高いレベルの EBP スキルが求められる．それは，目の前に生じている問題を解決する直接のエビデンスが得られなかったとしても，類似した問題，共通点をもった問題の解決に関するエビデンスを収集し，それらに基づいて新たなケアを創出するスキルである．

B　EBP の両輪：臨床と研究

　ケアを創出するということは，すなわち問題を解決するためのエビデンスを創出することである．エビデンスとは実証研究の結果であるので，看護師が直面する問題を解決するための研究を計画・実施し，その結果を，同じ問題に直面する他の看護師が活用できるように，論文としてまとめて公表することが求められる．しかし，適切に実施されていない研究は誤った結果を導いてしまう可能性がある（p.57，第Ⅱ章-5「実施結果（アウトカム）を評価する」参照）．そのため，研究を計画・実施し，それをまとめて公表するという一連の工程を遂行するためには，大学院での研究に関する専門的なトレーニングが必須である．このことは，研究に特別なことではなく，臨床でも同じだろう（トレーニングをしたことのないケアをいきなり患者に実施することはありえない！）．ただし，臨床と研究の両方のトレーニングを常に高いレベルで積み続けることは容易ではなく，どちらも中途半端になってしまうリスクも伴う．重要なのは，臨床と研究，それぞれの領域においてトレーニングと経験を積み上げた看護職どうしが協働することである．

　研究と臨床を別の物と考えてはならない．それらは密接につながっているどころか，患者に起こっている問題を解決するという観点からは同じ物と考えるべきである．臨床で生じている問題が，研究テーマにつながり，それを解決する方策を示したエビデンスが創出される．それをもとに，臨床においてケアが実施され，その結果が臨床的見地から評価される．それによって，ケアをさらに向上するための新たな課題が浮かび上がり，次なる研究に結びつく．このような EBP と研究の循環的発展が，よりよい看護を創る．これを常に意識しながら，本書を用いて EBP について学びを深めてほしい．

● 引用文献
1）Guyatt G：Evidence-based medicine. ACP Journal Club（Annals of Internal Medicine）**114**
　（supplement 2）：A-16, 1991

第Ⅱ章 根拠に基づいた実践（EBP）の5つのステップを学ぶ

EBPの5つのステップ

　　現在では，必要とする情報を得るために，インターネットを介した検索は，最も効果的で欠かせない手段となっている．検索をする際には，関心のある物事のキーワードとなりそうな単語を1つ以上入力して検索ボタンを押すという方法が一般的であろう．たとえば，生活習慣指導を繰り返しているにもかかわらず，血糖コントロール不良で入退院を繰り返す高齢の2型糖尿病*患者を担当する看護師が，その患者に効果的な看護はないかと，インターネットを検索して情報を得ようとしたとする．最もよく使われるのは，一般的な検索サイトに「2型糖尿病」「血糖コントロール」「高齢者」「看護」といったキーワードを入力し検索するという方法である．この方法で検索をすると，数万，数十万単位もしくはそれ以上の，かなりの数の情報が得られるであろう．しかし，それらの情報の一つ一つをみてみると，その情報が自分の解決しようとする課題との関連が低かったり，信頼できる情報かどうか定かでなかったりと，有益な情報を得るところか，逆に頭を悩ませることになってしまうということがよく生じる．これは，情報の入手方法がEBPにおける「エビデンス」を得る方法として適切でないことによる．

　　EBPのステップ（**図Ⅱ**）は，現存する最良のエビデンスを入手することから始まる．最良のエビデンスとは，解決しようとする課題にできるだけ関連が強く，できるだけ質が高いエビデンスのことをさす．本章の1「課題・疑問を形式化する」～3「文献を吟味する」では，そのようなエビデンスをいかにして選定するかを学ぶ．そして，得られた最良のエビデンスをもとに，看護師はどのように意思決定してケアを実践するか，ケアの結果とそれにいたるまでのEBPのプロセスをどのように評価して，さらなる向上に結びつけるかを，4「研究結果を適用し実施する」，5「実施結果（アウトカム）を評価する」で学ぶ．最後の6「研究をする：エビデンスを『つくる』」では，エビデンスを読み解く力の向上と，研究者との協働の促進を目的に，研究の計画，実施，結果の解釈，公表までのプロセスについて学ぶ．

*2型糖尿病
インスリン分泌能の低下とインスリン抵抗性の増大によるインスリンの相対的作用不足が原因で生じる糖尿病．糖尿病全体のおよそ95%を占める．

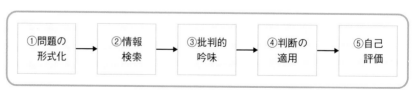

図Ⅱ　EBPの5つのステップ

1 課題・疑問を形式化する

1 解決しようとする課題を明確にし，検索対象となる研究疑問を挙げる

EBPにおいて，まず重要なのはできる限り解決しようとする課題に関連が強いエビデンスを入手することである．そのためには，その課題を明確にする必要がある．たとえば，前に述べた例では，解決したい課題は「高齢2型糖尿病患者が，生活習慣指導を繰り返しているにもかかわらず，血糖コントロール不良で入退院を繰り返している」ことであった．このような課題が存在している場合，看護師は「どうやったらこの患者さんの血糖コントロール不良を改善できるだろうか？」という疑問をもつだろう．このような，臨床において生じている課題に対して抱く疑問を臨床疑問（clinical question：CQ）とよぶ．

臨床疑問に対する答えやヒントが示されているようなエビデンスを入手することができるか否かは，EBPの重要なポイントである．エビデンスは，実証研究の結果であり，文献という形で入手する．そのため，臨床疑問に関連するエビデンスを入手するためには，「どのような研究結果を示したエビデンスが，臨床疑問の解決につながるか」という観点から，文献を検索する必要がある．ここで，研究の結果を示した文献では，上記の臨床疑問のような漠然としたテーマをそのまま取り扱っていることはなく，より具体的な疑問を設定したうえで，関連するデータを収集・分析し，結果と考察が示されている．そのため，臨床疑問の解決につながる文献を入手するためには，漠然とした臨床疑問を，より具体的な研究疑問（research question：RQ）の形式にして，それに基づいて文献検索（p.29参照）する必要がある（**図Ⅱ-1-1**）．

2 研究疑問の形式化

A 研究疑問の種類

「どうやったらこの問題A（例：患者さんの血糖コントロールが不良）を改善できるだろうか？」という臨床疑問を解決するプロセスには，大きく2つの段階がある．1段階目はAが生じる原因を究明する段階で，2つ目の段

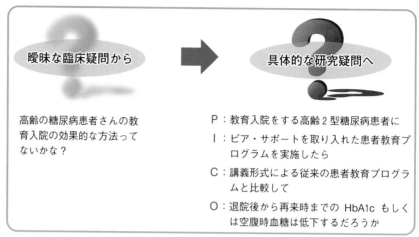

図Ⅱ-1-1　あいまいな臨床疑問から具体的な研究疑問へ

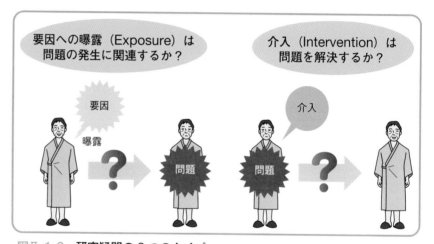

図Ⅱ-1-2　研究疑問の2つのタイプ

階は明らかになった原因を取り除くための介入を行い，その効果を評価する段階である．1段階目には「ある要因への曝露（Exposure）は問題の発生に関連するか？」，2段階目には「ある介入（Intervention）は問題を解決するか？」（**図Ⅱ-1-2**）といったタイプの研究疑問が対応し，それぞれ"PECO"，"PICO"とよばれる形式に整理される．

B　PECO と PICO

　要因を明らかにするにしろ，介入効果を明らかにするにしろ，臨床における研究には一定の形式がある．たとえば，「どうやったらこの2型糖尿病患者さんの血糖コントロール不良を改善できるだろうか？」という臨床疑問に対して，問題が生じる要因を知りたければ，2型糖尿病患者を対象として血糖コントロールの指標である HbA1c や空腹時血糖を悪化させる要因を検討し

た研究がなされているかどうか，文献を探すこととなる．同様に，その問題を解決するための介入の効果を知りたければ，2型糖尿病患者を対象としてHbA1cや空腹時血糖を改善することを目的に実施された介入の効果を検討した研究の文献を探す．どちらの研究にも共通するのは，2型糖尿病患者という患者（Patient）もしくは対象集団（Population）に，要因への曝露（Exposure）の強さや介入（Intervention）の効果を，HbA1cや空腹時血糖といった効果指標（アウトカム）（Outcome）を測定することによって検証していることである．つまり，研究疑問はこれらP，EまたはI，Oという要素で形式化することができる．実際の研究では，EもしくはIの効果を検証するためには比較（Comparison）をすることが重要であるため，Cを含めたPECOもしくはPICOで研究疑問は形式化される．

> **メモ**
> 「効果指標」は英語をカタカナ読みした「アウトカム」と表記されることが一般的であり，本書でも以下では「アウトカム」を用いる．

P：患者（Patient）もしくは対象集団（Population）
E/I：要因への曝露（Exposure）/介入（Intervention）
C：比較（Comparison）
O：効果指標（アウトカム）（Outcome）

C　PECO/PICO をつくる

「担当している2型糖尿病患者の血糖コントロール不良」という課題に対し，その原因がわからない場合，血糖コントロール不良の原因を検討したエビデンスを求めることになる．その際に，臨床上の経験から「高齢者は教育入院*をしてもなかなか効果が得られにくいのではないか？」という印象（＝臨床疑問）を持っていたとする．この臨床疑問は，以下のように形式化される．

> ＊教育入院
> 患者や家族がセルフマネジメントに必要な知識や技術を身につけることを目的とした入院．糖尿病教育入院では，食事療法，運動療法，薬物療法に関する講義や実技指導が行われる．

P：教育入院をする2型糖尿病患者
E：高齢者
C：非高齢者
O：退院後から再来時までのHbA1cもしくは空腹時血糖の変化量

すなわち「教育入院をする2型糖尿病患者（P）において，高齢者（E）は，非高齢者（C）と比較して，退院後から再来時までのHbA1cもしくは空腹時血糖の変化量（O）は異なるだろうか？」という研究疑問に取り組んでいる研究が，有用なエビデンスとなりうるはずである．

さらに一歩進んで，「現在自分たちの病棟で実施している患者教育（講義形式の集団教育）は，高齢者には合わないために，効果が非高齢者と比べて低いのではないか」という仮説と，臨床上の経験から「教育入院中に同室の患者とともに受講したり，実際の運動療法，食事療法を実施していた患者は，比較的良好な経過をたどる」という印象を持っていたとする．そのような場合には，次のように形式化できる．

P：教育入院をする高齢2型糖尿病患者

I：ピア・サポート＊を取り入れた患者教育プログラム

C：医療者の講義形式による従来の患者教育プログラム

O：退院後から再来時までのHbA1cもしくは空腹時血糖の変化量

＊**ピア・サポート**
同じような境遇にある当事者どうしが互いを支え合う活動のこと．Peerは「仲間」，「対等」の意．

　すなわち「教育入院をする高齢2型糖尿病患者（**P**）において，ピア・サポートを取り入れた患者教育プログラム（**I**）は，医療者の講義形式による従来の患者教育プログラム（**C**）と比較して，退院後から再来時までのHbA1cもしくは空腹時血糖の変化量（**O**）は異なるだろうか？」という研究疑問に取り組んでいる研究は，教育入院する高齢入院患者に対してピア・サポートを取り入れた患者教育を実施するかどうかの意思決定にかかわる直接的なエビデンスとなる．

　このような手順で研究疑問を形式化し，PECOあるいはPICOの各要素に関連した検索ワードを設定し文献検索をすることで，効率的にエビデンスを収集することができる．それぞれの要素をどのように設定するかで，得られるエビデンスの範囲が異なってくるため，目的に合わせた研究疑問の設定が必要となる．特に，臨床における看護実践に直結するエビデンスは，PICOの形で表される介入研究が主となる．しかし，必ずしもPICOに基づいたエビデンスがないこともある．そのような場合には，PECOに基づいたエビデンスをもとに，看護実践を作り出すことが必要となる．

3 PECO/PICO の各要素

A　P：患者/対象集団/問題（patients/population/problem）

　形式化された研究疑問の最初の要素である**P**は，研究テーマによって何の頭文字を意味するかが異なる（**表Ⅱ-1-1**）．臨床研究では，対象は患者であることが一般的であるため，以後はpatientsの**P**として説明を進めるが，考え方はpopulationであってもproblemであっても同様である．

　前掲の例で，「高齢2型糖尿病患者が，生活習慣指導を繰り返しているにもかかわらず，血糖コントロール不良で入退院を繰り返している」という課題を考えたとき，当然ながら目の前の患者その人を対象とした研究は存在しない．そのため，目の前の患者と"類似した**P**"を対象に実施されたエビデンスを入手することを目指す．では，どの範囲が"類似した**P**"といえるのか．当然その範囲の決め方に明確なきまりはなく，エビデンスの入手を試みる臨床家自身が決める必要がある．

　いま目の前にいる患者と"類似した**P**"は，単に「血糖コントロール不良の高齢2型糖尿病患者」なのであろうか．そのほかに血糖コントロール不良に関連しそうな属性をその患者がもっていないだろうかと考えてみると，

表Ⅱ-1-1 研究疑問による "P" の違い

	研究テーマの例
Patients（患者）	● A病の患者（P）は，健康な人（C）と比較して，ある食品（E）の摂取頻度（O）が高いか？ ● 腰痛を訴える患者（P）に，温罨法（I）は冷罨法（C）と比較して，疼痛（O）を軽減するか？
Population（集団）	● A町の住民（P）を対象に，肥満予防啓発運動（I）を実施したら，実施前（C）と比較して，地域健康診断時の肥満者割合（O）は低下するか？
Problem（問題）	● 静脈採血（P）において，針先保護具付き注射針（I）を用いた場合，その場で注射針を廃棄する方法（C）と比較して，針刺し事故件数（O）は減少するか？

「血糖コントロール不良の認知機能の低下した高齢2型糖尿病患者」であるかもしれないし，さらに「血糖コントロール不良の認知機能の低下した独居高齢2型糖尿病患者」であるかもしれない．その場合，単に独居であるだけでなく「血糖コントロール不良の認知機能の低下した，身寄りがなく社会的に孤立している独居高齢2型糖尿病患者」といった集団に限定してエビデンスを探したほうがよいのかもしれない．もっと属性を細かくしていけば，"類似したP"ではなく，目の前にいる患者そのものになってしまう．もし，目の前の患者とさまざまな属性がほぼ同じPを設定したエビデンスを入手できたのであれば，それを目の前の患者に適用したらそのエビデンスに示された結果とほぼ同じ効果が得られることが期待される．一方で，対象を限定すればするほど，当然文献の数は少なくなり，エビデンスにたどり着けないということも起こりうる．

　逆に，目の前の患者は「血糖コントロール不良の高齢2型糖尿病患者」であるけれども，血糖コントロールの状況によらず高齢2型糖尿病患者に効果的な教育方法についてエビデンスを入手したければ，Pを単に「高齢2型糖尿病患者」と設定することになる．このような場合，患者の範囲が広がるため，得られる文献の数は多くなる．しかし，特異性*が低い分，目の前の患者にそれがあっているかもわからないし，得られる効果も低くなる傾向にある（図Ⅱ-1-3）．

　研究疑問にどのようなPをつけるかは，臨床家がどのようなエビデンスを入手したいかによる．目の前の患者において解決しなければならない課題を臨床的な観点から適切にとらえる能力が重要であることは忘れてはならない．

＊特異性
ある物事がもつ，他の物事と異なることを表す性質のこと．特殊性．特異性が高い物事ほど他の物事と類似しない．

B E：要因への曝露（exposure）

　課題を解決するためには，その要因を明らかにすることが肝心である．Eはexposure（曝露）の頭文字である．「曝露」とは何らかの因子に曝されることを示す用語である．たとえば，「がん」の原因にはさまざまなものがある

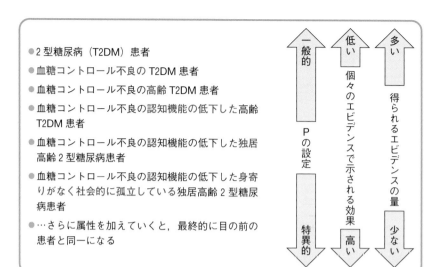

図Ⅱ-1-3 患者（P）の設定の特異性，効果，得られるエビデンスの量の関係

が，「放射線」や「発がん性物質」といった外部因子については「曝露」という言葉は当てはまる．しかし，同じくがんの危険因子である「年齢」「遺伝」といった内部因子については「曝露」という言葉は当てはまらず，単に「要因」といったほうがよい．以後は，より一般的な表現である「要因」を **E** が示す要素とする．

　血糖コントロールが不良な患者を担当することになり，食生活，嗜好品について患者が看護師に尋ねている場面を想定してみよう．

> 「食事は栄養指導で教えてもらったことをしっかり守っています．栄養士さんにもほめられました．すっきりしたものが好きなので，炭酸飲料はよく飲みますね．もちろんゼロカロリーのものだから，問題ないですよね？」

＊S情報

Subjective（＝主観的）な情報のこと．物事をその人がどうとらえているかが，その人の言葉で表現されることによって得られる情報．

　以上のS情報＊が得られたら，どのような臨床疑問が浮かぶだろうか？「ゼロカロリー炭酸飲料は本当に血糖コントロールに影響を与えないのだろうか？」というシンプルな疑問が浮かぶかもしれないし，「ゼロカロリー炭酸飲料を飲むという行為が，セルフマネジメントに関する健康信念に悪影響を及ぼして，結果として血糖コントロールが不良になるのではないか？」といったような複雑な疑問が浮かぶこともあるかもしれない．いずれの疑問にせよ，まずは「ゼロカロリー炭酸飲料」が「血糖コントロール」に影響を与えているか（要因であるか）についてのエビデンスを知ることが課題解決に有効だろう．もし「ゼロカロリー炭酸飲料」が「血糖コントロール不良」の要因となることをエビデンスが示していれば，その患者に「ゼロカロリー炭酸飲料でも血糖コントロールに悪影響がある」と教育することによって，患者の血糖コントロールを改善できるかもしれない（なぜゼロカロリー炭酸飲

料が血糖コントロールに影響を与えるかなど，メカニズムが明らかになっていることは必ずしも求めなくともよい）．一方，「ゼロカロリー炭酸飲料」と「血糖コントロール」の関連が明らかでないとしたらどうだろうか？上記のS情報から看護師が根拠なく「ゼロカロリー炭酸飲料はやめてください」と伝えたとする．ゼロカロリー炭酸飲料をやめたとしても血糖コントロールに影響があるかどうかわからないにもかかわらず，患者の楽しみを奪い，それがセルフマネジメントへのモチベーションを低下させ，より血糖コントロールが悪化するかもしれない．根拠ないケアは，患者に害を与える可能性があることを認識しなければならない．

メモ
実際には，ゼロカロリー炭酸飲料と血糖コントロール不良の関連について言及しているエビデンスは存在する．

C I：介入（intervention）

Eが「Pが有している（曝されている）因子」がアウトカムに影響を与えているかどうかという研究疑問を表現するのに対し，Iは「Pに何らかの操作を加えたら」結果に影響があるかという研究疑問を表現する．「患者に看護ケアをする」という現象を考えてみると，「看護ケア」は，「患者」がもともと有していたり，自然に曝露されたりするものではなく，意図的に加えられる「操作」である．臨床研究においては，問題を解決することを目的に行われる何らかの操作（実験的操作）を「介入」という．介入は，手術，投薬，ケア，教育など明確な意図をもって実施される．介入研究から得られた結果に基づいた実践は，患者に直接与える影響が大きい．そのため，その介入研究の質を見極める批判的吟味（p.41参照）や，その研究結果を目の前の患者に適応できるかどうかを見極める臨床的判断（p.51参照）が重要である．

D C：比較（comparison）

E，もしくはIが，本当に結果に影響を及ぼすかどうかを知るためには，単に「Eを有する人はどれぐらい血糖コントロールが悪いか？」，「Iをしたら血糖コントロールがどれぐらいよくなるか？」を調べるだけでは不十分である．前掲の例でいえば，「ゼロカロリー炭酸飲料を飲んでいる患者の平均HbA1cは8.5％」というデータがあったとする．HbA1c 8.5％は当然よい値ではないが，このデータをもって「ゼロカロリー炭酸飲料は血糖コントロール不良につながる」とはいえない．なぜなら，この患者たちの平均HbA1cはゼロカロリー炭酸飲料を飲んでいなくても8.5％かもしれないし，それどころか飲んでいなかったら8.5％より低かったり，逆に高かったりするかもしれない．ゼロカロリー炭酸飲料を飲むことが血糖コントロール不良と関連するかを知るためには，「ゼロカロリー炭酸飲料を飲んでいる場合」と「ゼロカロリー炭酸飲料を飲んでいない場合」で比較をしなければわからない．そのため，研究を行う際には，研究疑問に必ずC（comparison，比較）を入れる必要がある（**図Ⅱ-1-4**）．どのような比較対象を設けるかは，研究デザインによってさまざまである．たとえば「ゼロカロリー炭酸飲料を飲んでいる場

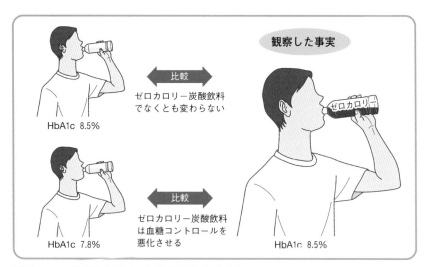

図Ⅱ-1-4　**比較群がないと効果はわからない**
観察した事実は，異なる状況と比較して初めて意味づけがされる．

合」と「お茶を飲んでいる場合」で比較することもあれば，「通常の糖分の
入った炭酸飲料を飲んでいる場合」と比較することもあるだろう．EBPを目
的としてエビデンスを検索する際には，「何と比較しているか」は検索の優先
順位としては下がることが多い．

E　O：アウトカム（outcome）

　課題を解決しようとする際には，何をもって課題が解決されたとするかを
定め，それを評価する必要がある．たとえば繰り返し挙げている糖尿病の例
でいえば「血糖コントロールが改善されたかどうか」は，HbA1cや空腹時血
糖といった血糖コントロール状態の指標によって評価する．このような，E
を有するか否か，もしくはIを加えるか否かによって，変化があるかどうか
を測定する対象となる要素をアウトカム（outcome）という．アウトカム指
標も，比較対象と同様に研究デザインによって設定の仕方はさまざまであ
る．血糖コントロール状態にしてもHbA1c，空腹時血糖の2つの指標があ
る．そのため，エビデンスを検索する際にはHbA1cを指標としているか空
腹時血糖を指標としているかは考慮せず，「血糖コントロール状態をアウト
カムとしている研究」として広く検索することが多い．

　漠然とした臨床疑問を，それに関連する研究を検索するための研究疑問の
形にしたら，その研究疑問をもとに文献を検索する．実際には，はじめに設
定した研究疑問では文献がほとんど得られなかったためPを広めに設定し直
したり，反対に，あまりに多くの文献が得られたためPを狭く設定し直した
り，E/Iをより細かく指定し直したりと，検索の過程で研究疑問をつくり直
しながら，検索を進めていく．

メモ

特定指標を測定した複数
の研究を集めて，その結
果を量的に統合する「メタ
アナリシス」（p.149，第
Ⅳ章-3-8「メタアナリシ
ス」参照）を行うことを目
的とした検索では，アウト
カム指標そのものを重視
する．

コラム　「ゼロカロリー炭酸飲料」は"E"?　それとも"I"?

　本項では,「ゼロカロリー炭酸飲料」が「血糖コントロール」に影響するか, という例を繰り返し用いた. ここで,「ゼロカロリー炭酸飲料」と「血糖コントロール」の関連を検討するタイプの研究疑問は, E（要因）でもI（介入）でもつくれることに気づいただろうか. 便宜的にCを「お茶」, Oを「HbA1c」とすると,

「ゼロカロリー炭酸飲料」をE（要因）ととらえると…

P：2型糖尿病患者において
E：ゼロカロリー炭酸飲料を飲む習慣がある人は
C：お茶を飲む習慣がある人と比較して
O：HbA1c は高値を示すだろうか？

と形式化することができる.

「ゼロカロリー炭酸飲料」をI（介入）ととらえると…

P：2型糖尿病患者において
I：ゼロカロリー炭酸飲料を○ヵ月間飲んでもらった人は
C：お茶を○ヵ月間飲んでもらった人と比較して
O：○ヵ月後の HbA1c は高値を示すだろうか？

と形式化することができる.

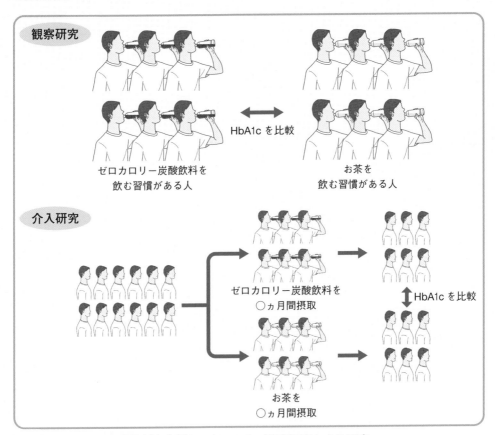

図　ゼロカロリー炭酸飲料と血糖コントロール：観察研究と介入研究

（次ページにつづく）

　これらの研究疑問に該当する研究の最大の違いは，PECO 研究（観察研究）では「ゼロカロリー炭酸飲料と HbA1c の関連」が明らかになるのに対し，PICO 研究（介入研究）では「ゼロカロリー炭酸飲料を飲むと HbA1c がどのように変化するか」という「因果関係」まで明らかになることである．当然，エビデンスとしては PICO 研究のほうが強く（p.28 参照），より看護師の意思決定に有用な研究といえる．ただし，文献の検索ではどちらのタイプの研究疑問でも「2 型糖尿病患者」「ゼロカロリー炭酸飲料」「血糖コントロール」といったキーワードで検索するため，介入研究と観察研究のエビデンスが入り混じって入手されることがほとんどである．検索された複数のエビデンスの中から，より強いエビデンスを実践の根拠として取り上げるためには，研究デザインについて知ることが大切である．

2 | エビデンスを入手する

　EBPの2つ目のステップは，臨床疑問から設定した研究疑問について，その疑問の解決につながりうる**エビデンスを入手する**ことである．本項では，エビデンスはどのような媒体から得ることができるのか，どのようにすれば疑問の解決に有益なエビデンスを得ることができるのかを示す．

1 | 情報とエビデンス

　何か疑問に感じたことがあるときに，まず「文献」をさがすのは，一般的に使われてきた言い回しである．このような言い回しは，エビデンスが紙（本）を主な媒体として公表されてきたころから使われているが，昨今では，紙以外の媒体で公表されることが主流になっている．そのため，「文献」という語は「エビデンス」と同義ととらえ，単に「情報」ということにする．

A　情報ソースの種類

　ひとことに「情報をさがす」といっても，さまざまな媒体，方法がある．ここでは，主としてどのような媒体が情報ソースとなりうるかと，それらの情報の特徴について述べる．

教科書，単行本

　知識をつける過程で最も馴染みが深いのが，「○○看護学」「□□看護」といったような，1つの領域について系統的にまとめられた，教科書，単行本といわれるような書籍であろう（成書とよばれることもある）．これらの媒体は，ある領域の基本について系統的に学ぶには最適といえる．一方で，本来であれば非常に広く，かつ詳細な知識を1冊の書籍としてまとめなければいけないという制約上，要約，簡略化して書かれていることが多い．また，さまざまな知見を取りまとめて，基本として押さえるべきことがらを選りすぐって作成されているという性格上，書かれている情報としては，最新の情報とはいえなかったり，複雑な課題，希少な課題に関する情報は省かれたりする場合もある．医療の進歩が著しい近年では，発信された情報が時代遅れとなってしまうペースが速い．そのため，臨床において課題が生じたときに，それが教科書や単行本に必ずしもその時点で最適な解決法が書かれていると

は限らない．ただし，考え方を変えてみれば，教科書に書いてある内容で解決できる課題は，そもそも臨床疑問として生じない（「教科書的」な課題であるので当然解決する能力は習得されているはず）ともいえる．成書にあるような普遍的な知識や技術はしっかりとおさえたうえで，それでは解決できない問題に取り組むようにしたい．

商業誌

　雑誌とは，定期的（毎月，隔月，季刊など）に出版される書籍のことをさす．雑誌には大きく分けて，①出版社が発行しており，書店などの一般の商業ルートで購入できる商業誌と，②主として学術団体が発行し，学術団体の会員に配布されたり図書館が購読したりすることによって公表される学術雑誌，がある．商業誌には，領域を限定せず看護全般に関するトピックを扱った一般雑誌と，特定の領域（がん，救急，糖尿病など）についてより専門的なトピックを扱う専門雑誌がある．商業誌は，号ごとに企画される特集記事と，毎号シリーズで掲載される連載記事，そのときに注目が集まっている時事に関する記事でそれぞれの号が構成されるのが一般的である．そのため，専門雑誌を継続して購読することにより，その領域の知識を集中的に得ることができる．一般雑誌は，必ずしも自身の関心のある領域の記事が掲載されることは多くはないかもしれないが，他領域の知識や，そのときどきのトピックを知るには有用な媒体といえる．

　商業誌には，その領域のエキスパートが現存するエビデンスをもとに，自身の知見をまとめた記事が掲載されている．そのため，教科書よりも比較的新しく，かつ詳細な情報が得やすい傾向にある．一方で，紹介されるエビデンスの解釈やそれに基づく示唆に，著者の価値観や主張が入り込む可能性は否定できない．そのため，記事の中でエビデンスが引用されていたら，必ずその引用元となる論文をたどる習慣をつけるとよい．

学術雑誌

　エビデンスは，ある研究疑問についてなされ研究の結果のことをいう．そして，研究の結果は「論文」の形で公表される．論文を収載している情報媒体が学術雑誌である．学術雑誌は，学術団体（例：日本看護科学学会，日本看護研究学会，日本がん看護学会など）がその発行者となっている．学術雑誌に論文が掲載されるプロセスは，教科書の発行や商業誌へ記事が掲載されるプロセスとは根本的に異なる（図Ⅱ-2-1）．教科書，単行本や商業誌では，出版社，もしくは出版社から依頼を受けた編集者（その内容に関するエキスパート）が，その内容について企画を立て，企画に沿って執筆者を選定し，執筆を依頼する．依頼を受けたエキスパートが執筆した記事を，編集者，出版社が整理して発刊される．学術雑誌では，まず研究者が，自らの研究成果をまとめた論文を掲載したい雑誌を選び，原稿をその雑誌の編集委員会に投稿する．編集委員会は，投稿された論文を読んで，その領域のエキスパートである他の複数の研究者を探し，その論文の査読を依頼する．依頼を受けた

図Ⅱ-2-1　教科書・単行本・商業誌と学術雑誌の出版プロセスの違い
*受理：通常1回の査読で受理となることは少なく，複数回の修正，査読を経て決定される．

査読者たちは，その論文の質とその雑誌に掲載する意義について専門的見地から査読を行い，その判断（「掲載してよい」「修正後もう一度査読」「掲載に値しない」など）を編集委員会に伝える．査読者の判断に基づいて，編集委員会はその論文を雑誌に掲載するかどうかを判定する．つまり，学術雑誌には，査読によってその価値が認められたもののみが掲載される．エビデンスは，このようなプロセスを経た学術論文として公表されている研究結果をさす．研究疑問を解決する情報を得たいときには，学術雑誌に掲載された学術論文を，文献データベースを用いて検索することが基本となる．

> **メモ**
>
> このような仕組みを「仲間（同一の研究テーマに取り組んでいる人）による査読」という意味で，peer review（ピアレビュー）という．

オンライン資料

昨今では，紙媒体の情報ソースは急速にオンラインに取って代わられてきている．これまでに述べた教科書，単行本，商業誌も電子書籍として刊行されるものが増えてきており，学術雑誌ではオンライン限定の形態をとるものも増えてきた．EBPにおいて特筆すべきは，現存するエビデンスを集約したシステマティックレビュー（p.148，第Ⅳ章-3-7「システマティックレビュー」参照）が，オンラインで入手できることである．「文献」という言葉にとらわれず，オンラインの情報ソースを積極的に活用していきたい．

B　エビデンスのレベル

同じ研究疑問でも，その研究疑問の解決の方法は1つではない（p.23，コラム参照）．どのような方法で疑問に対する結論を導いたかによって，エビデンスのレベルは異なる．エビデンスのレベルが高いほど，そのエビデンスに

基づいて実践をすることによって，生じている課題の解決に近づく可能性が高い．そのため，得られた情報のエビデンスレベルを評価したうえで，意思決定過程に取り入れる必要がある．そのためには，エビデンスレベルと研究デザインとの関係について知ることが第一歩といえる．

エビデンスレベルを決める要素

エビデンスレベルを決める要素は，そのエビデンスを示した論文が，次の条件をどれぐらい満たしているかによる．

①患者のデータに基づいているか．
②実際の時間軸に沿っているか（要因→結果の順にデータが収集・分析されているか）．
③観察だけではなく実験（介入）しているのか．
④バイアス（偏り）を回避する方法（ランダム化）がとられているか．
⑤1つの研究のみでなく複数の研究から導かれた結果であるか．

これらの条件をより多く満たしている研究ほど，エビデンスのレベルとしては高くなる．エビデンスのレベルが高いほど，論文に示されたエビデンスを基に実践した場合，その論文と同じような結果が得られる可能性が高いと考えることができる．これらの条件と，研究デザインの関係を**図Ⅱ-2-2**に

メモ

ただし，エビデンスをそのまま実践するのではなく，そのエビデンスが，自身が直面している課題に適用可能かどうかを評価する必要がある(p.51，本章-4「研究結果を適用し実施する」参照)．

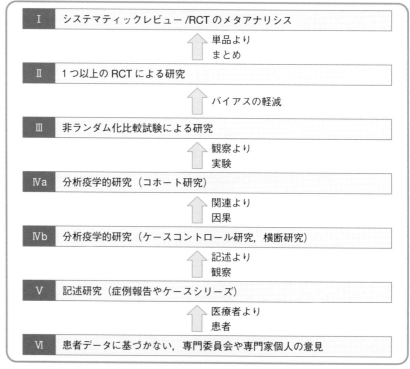

図Ⅱ-2-2 エビデンスレベルと研究デザインの関係
エビデンスレベルはⅠが最も高く，Ⅵが最も低い．
RCT：ランダム化比較試験

示す．それぞれの研究デザインについては，次項で概説する．

研究デザインは観察か，介入か

　臨床においては，エビデンスを検索する目的は，患者に提供すべきケアを決定するためであることが多い．そのため，臨床に直結するエビデンスは，介入研究によって導かれたものが主となる．言い換えれば，PECO形式の研究疑問について実施された観察研究によって導かれたエビデンスを基に患者ケアを提供することは，より慎重に吟味する必要がある．たとえば，ゼロカロリー炭酸飲料を飲む習慣がある2型糖尿病患者の例（p.23，コラム参照）で，「ゼロカロリー炭酸飲料を飲む習慣がある患者と，ゼロカロリー炭酸飲料を飲む習慣がない患者を比較すると，前者はHbA1cが1%低い」という結果が示された横断研究の論文を入手したとする．この結果をもって，受け持ち患者に「ゼロカロリー炭酸飲料はHbA1cを下げるので飲むとよい」ということはできない．なぜなら，横断研究では，要因（E）とアウトカム（O）の因果関係まではわからないからである．ゼロカロリー炭酸飲料を飲んでいた集団に偶然HbA1cが低い患者が集まっていたのかもしれないし，逆に飲む習慣がない患者に偶然HbA1cが高い患者が集まっていただけかもしれない．現存するエビデンスが，因果関係に言及できない観察研究にとどまっている場合は，それをもとに臨床実践をするのではなく，因果関係を検証するための介入研究を行う（p.64，本章-6「研究をする–エビデンスを『つくる』」参照）ことが本来の次なるステップになる．

2 ｜ エビデンス検索の方法

　現在は，情報はインターネットを介して検索するのが当たり前となっており，エビデンスの検索も例外ではない．一般的なインターネット検索では，GoogleやYahoo！といった検索サイトの検索ボックスに，思いついたキーワードを入れてボタンを押すことで検索が完了する．その方法で，知りたい情報が必ずしも得られるとは限らないことは，誰もが経験上理解していることであろう．上記のような一般的な検索サイトでは，たとえば「糖尿病」と入力したとしたら，基本的には「糖尿病」という「文字列」が含まれているサイトを検索しているにすぎない．そのため，きわめて雑多な検索結果が得られる．当然，エビデンスを探すにあたっては，より理論的な方法で検索をする必要がある．

A　文献データベースの活用

　エビデンスは，研究の結果をまとめた論文の形で公表される．そのため，エビデンスを探すためには，論文の情報が集約された文献データベースを活用する．

■ データベースとは

　"Data（データ）base（基盤）"は，文字どおりデータが集約される基盤である．最も身近なデータベースとしては，「名簿」をイメージするとよい．名簿は，名前，住所，電話番号，e-mail といった個人のデータが，複数（たとえばクラス名簿であればクラス全員分）掲載された「個人情報データベース」といえる．これと同様に，文献データベースには論文やその他の学術資料のデータが収録されている．

■ 格納されるレコードの構造

　データベースには決まった形式があり，それを理解することがデータベースを使いこなす近道となる．文献データベースには文献(名簿でいえば「人」)のデータが複数含まれる．この文献一つ一つのことをレコードという．つまり，20万本の論文が収載された文献データベースは，20万レコードからなる．一つ一つのレコードは複数のフィールドを持っており，そこにデータが入力されている．フィールドは，名簿における「名前」「住所」「電話番号」「e-mail」といった項目にあたり，文献データベースには「論文タイトル」「著者名」「掲載された雑誌名」「雑誌の巻，号，ページ」「発行年」といった基本的な情報*のほか，「抄録*」「文献のタイプ」「文献の ID」といったフィールドがある（**図Ⅱ-2-3**）．この中で特に重要なのが統制語，またはシソーラスとよばれるフィールドである（p.31 参照）．

■ 医療，看護に関するデータベースと検索方法

　日本発の医療関連の文献データベースとして，必ず使用方法を習得しておく必要があるのは，医学中央雑誌刊行会（https://www.jamas.or.jp/）が作成している医学中央雑誌である．医学中央雑誌には，1946 年以降に日本国内で発行された医療系雑誌約 7,800 誌の情報が収載されており，文献数は約 1,575万件にのぼる（2023 年 4 月時点）．医学中央雑誌には，学術雑誌だけでなく商業誌のデータも含まれる．また，商業誌の解説や学会発表演題の抄録など

メモ

これらをまとめて「書誌情報」という．

＊抄録

論文本体の内容を短く要約した記述．

名簿　フィールド→

ID	名前	住所	電話番号	e-mail
1	○田▲介	東京都文京区本郷○○	03-○○○○-○○○○	△△@○□○□.jp
2	川△花 ×	京都府京都市左京区△△	042-××××-××××	××@○△○△.jp
3	…			

レコード→

文献　フィールド→

ID	著者名	論文タイトル	雑誌名	発行年	巻	号	ページ	文献のタイプ	抄録
1	○田▲介，川△花 ×	2型糖尿病患者へのオンライン患者教育のセルフマネジメント促進効果：ランダム化比較試験	糖尿病看護学会誌	2022	16	2	212-220	原著	食生活の欧米化，身体活動量の低下により2型糖尿病は，…
2	□山◎人	NICU での両親の語りかけが患児の発達に与える影響	小児集中看護学会誌	2018	10	1	24-35	レビュー	NICU 入室患児は，生後間もなくからの集中治療・ケアが…
3	…								

レコード→

図Ⅱ-2-3　データベースの構造
データベーステーブルの構造，レコードとフィールドの関係を示す．

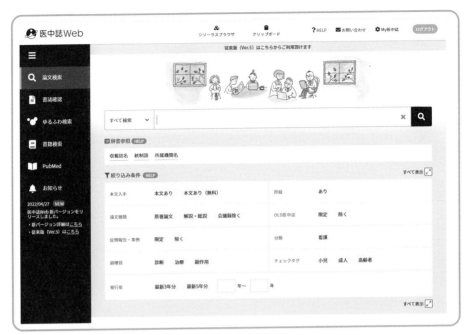

図Ⅱ-2-4　医中誌Web：トップページ

も掲載され，学術論文のデータだけが収載されているわけではないことに注意する必要がある．

　世界最大の医療関連の文献データベースは，米国国立医学図書館（National Library of Medicine, https://www.nlm.nih.gov/）が作成する MEDLINE である．前身である Index Medicus（1879）から続く文献データベースで，文献数は 3,000 万件を超える．かつ MEDLINE に収載される文献のほとんどは学術雑誌に掲載された論文である．

　看護に関するデータベースとしては，日本国内の文献では最新看護索引Web，海外の文献では CINAHL（Cumulative Index to Nursing and Allied Health Literature）がある．これらに収載される文献はそれぞれ医学中央雑誌，MEDLINE の収載レコードと重複することも多い．

　データベースは，そのままでは単なるレコードの集まりであるので，これを何らかの方法で検索する仕組みが必要となる．インターネットが発展する以前は，文献の書誌情報だけをまとめた資料（冊子）が作成されていたが，現在の文献データベースはインターネットを介して検索する形式となっている．医学中央雑誌は医中誌Web（図Ⅱ-2-4），MEDLINE は PubMed というサイトから検索する．

統制語（シソーラス）

　文献データベースを用いた検索で，最も重要なフィールドは統制語である．統制語とは，その文献の内容によってつけられる「見出し」と考えればよい．前述のように，一般的な検索サイトでは「文字列」がサイトに含まれ

メモ

最近の検索エンジンでは，その単語が含まれる頻度や他サイトとの関連性を加味して，その単語との関連度が強いものが上位に表示される仕組みも備えている．

ているかどうかを検索するため，その単語がそのサイトの内容に深く関係しているかどうかは無視される．一方で，文献の見出し語は，たとえある単語が本文中に使われていたとしても，それがその論文の本題と関係が薄ければ見出し語としては使われない．たとえば，整形外科看護に関係した論文で，対象者を記述する目的で合併症（糖尿病，脂質異常症，高血圧など）を有する患者の割合が示されており，統制語には「糖尿病」は採用されていないとする．そのような文献でも，文字列検索で「糖尿病」を用いれば検索されてくる．一方で，「糖尿病」が統制語として付与されているかどうかを検索する方法では，そのような文献は検索されてこず，糖尿病に関連の深い文献のみが検索されてくる．このように，統制語を用いた検索をすることにより，研究疑問により関連の深い文献を効率よく入手することができる．統制語は，医学中央雑誌では「シソーラス用語」（thesaurus，語彙集），MEDLINE では"MeSH（Medical Subject Headings）"というフィールドでデータベースに格納されている（図Ⅱ-2-5）．統制語は，論文投稿時に著者が指定したり，論文出版時やデータベース登録時に出版社が付与したりと，いくつかのス

日本人女性の産褥風疹ワクチン接種状況と接種に関わる要因についての文献レビュー（原著論文）

三田村 実祐, 白石 三恵, 安井 まどか, 岩本 麻希, 島田 三惠子
保健医療科学(1347-6459)66巻1号 Page47-55(2017.02)

目的:近年、本邦における妊娠可能年齢女性の風疹抗体保有率の低下が問題となっている。風疹予防対策の一つとして、厚生労働省は風疹抵抗体価の妊婦に対し、次回妊娠時の先天性風疹症候群発症リスク低下のため、産後早期の風疹ワクチン接種を強く推奨すると2004年に発表した。一方、産婦人科診療ガイドラインでは産褥風疹ワクチン推奨レベルはC(実施が考慮される)であるため、医療施設の対応に差があり、産褥風疹ワクチン接種状況は明らかでない。本レビューでは、風疹抵抗体価である女性の産褥風疹ワクチン接種状況およびワクチン接種に関連する要因を明らかにすることを目的とした。方法:2004年以降に調査が実施された研究について、電子データベース(医学中央雑誌、CiNii、MEDLINE、PubMed、CINAHL)及びハンドサーチによる文献検索を行い、包括・除外基準に基づいて検討した。その後、risk of bias評価ツールを用いて論文の質評価を行い、包括する文献を決定した。結果:8文献を本レビューの対象とした。風疹抵抗体価の妊婦の割合は14.0%-46.6%であった。風疹抵抗体価の女性における産褥風疹ワクチン接種率は、医療施設がワクチン接種を推奨していた6文献では18.1%-98.7%、推奨しなかった2文献では8.0%-10.2%であり、統合しχ2検定を行った結果、ワクチン接種を推奨した場合の接種率は推奨しない場合に比べ有意に高かった。また、産褥入院中にワクチン接種を推奨した4文献の接種率は20.7%-68.1%、産後1ヵ月時に推奨した2文献では18.1%-56.3%であり、統合しχ2検定を行った結果、産褥入院中に推奨した場合の接種率は、産後1ヵ月時に推奨した場合より有意に高かった。さらに、1文献ではワクチン接種公的費用助成の導入によりワクチン接種率が有意に上昇したことが報告されていた。産褥風疹ワクチンを接種しない個人的理由には、次回妊娠希望がないこと、疾患による接種不適当、ワクチン接種対象者の把握漏れが挙げられていた。結論:ワクチン接種推奨の有無、接種推奨時期、公的費用助成の有無が産褥風疹ワクチン接種に特に関連する要因として抽出され、ワクチン接種率向上のための効果的な取り組み(医療施設によるワクチン接種推奨、産褥入院中の接種推奨、公的費用助成の情報提供)の可能性が示唆された。(著者抄録)閉じる

2017246776, DOI：10.20683/jniph.66.1_47

CiNii 本文あり Research　**J-STAGE**　最新看護索引Web

■ キーワード

シソーラス用語：*産褥, *風疹(予防), *風疹ワクチン(治療的利用), *予防接種, 文献研究
チェックタグ：ヒト；妊娠；女

図Ⅱ-2-5　医学中央雑誌のレコード（医中誌 Web）
第Ⅲ章で紹介している論文（p.94 参照）の検索画面．データベースから「タイトル」「著者」「書誌情報」「抄録」「医中誌 ID」「DOI（digital object identifier；web 上の電子文献の ID）」「シソーラス用語」「チェックタグ」のそれぞれのフィールドが抜き出され表示されている．

テップにおいて付与される．そのため，必ずしも適切なシソーラスが付与されていないこともある．シソーラス検索を基本として，キーワード検索を組み合わせていくことも必要である．

B　文献データベース検索の手順

どの文献データベース検索サイトも，見た目や細かな使い方は異なるものの，基本的な検索方法は共通している．以下は，医中誌 Web を例に示すが，他の検索サイトでも同様の方法で文献検索が可能である．

研究疑問に関する統制語を探す

文献データベース検索では，まずは関心のある研究疑問にどのような統制語が対応しているかを知ることから始まる．2023 年 4 月現在，使用されている医学中央雑誌のシソーラス集「医学用語シソーラス第 10 版」は，33,165 語のシソーラスが含まれている．当然，すべてのシソーラスを把握しておくことは不可能であるので，どのようなシソーラスを検索に用いるかを決めるために，まずは「シソーラスを検索する」ことから始める．

例として，

P：2 型糖尿病患者に対して
I：セルフマネジメントに関する教育を，情報通信技術を用いた遠隔教育で実施した場合
C：従来実施してきた対面での教育と比較して
O：血糖コントロールは異なるだろうか？

という PICO に関する検索を試みる．まずは，この研究疑問の特徴となりうるキーワードとして「2 型糖尿病」「セルフマネジメント」「患者教育」「遠隔医療」といった 4 つを考えてみる．「セルフマネジメント」に対応するシソーラスには何があるかを検索するには，医中誌 Web では「シソーラス参照」を用いる．シソーラス参照画面で「セルフマネジメント」と入力し検索してみると，「自己管理」「慢性疾患セルフマネジメント」という 2 つのシソーラスが表示される．このように，シソーラス参照は，入力されたキーワードと関連の深いシソーラスが検索される機能を備えている（マッピング機能）．それぞれのシソーラスの詳細を開くと，そのシソーラスにマッピングされうる同義語が示されている．「自己管理」の場合は，「セルフケア」「Self Care」「Self-Care」「セルフマネジメント」「健康の自己管理」「自己健康志向行動」「自己測定（自己管理）」が同義語として挙げられており，この例の場合では「セルフマネジメント」を入力した結果，それが「セルフケア」というシソーラスにマッピングされた．もしキーワードを入れても何もシソーラスが検索されてこなかった場合には，いくつか類義語を入力してみると，該当するシソーラスを見つけることができる．シソーラスの詳細では，その他にも MeSH では何が該当するか（次に MEDLINE を検索しようとするときに有用），その

メモ
2022 年に改訂されており，MeSH 2022 年版に準拠している．

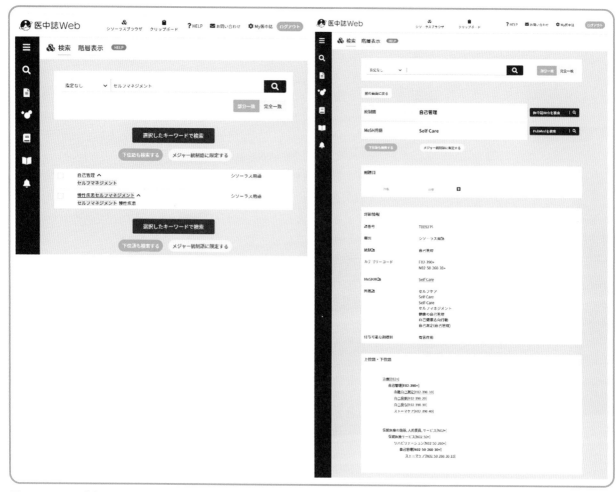

図Ⅱ-2-6　研究疑問に関する統制語を探す（医中誌Web）
左：シソーラス参照で「セルフマネジメント」を検索した画面.
右：シソーラス「自己管理」の詳細を表示した画面（対応するMeSH，詳細情報，階層構造がわかる）.

🖊 メモ

シソーラス集は単に33,165語が羅列されているわけではなく，階層構造で整理されている. たとえばシソーラス「糖尿病-2型」はシソーラス「糖尿病」の下位に位置する. シソーラス「糖尿病」のその他の下位シソーラスには「糖尿病-1型」「前糖尿病状態」「糖尿病-成人潜在性自己免疫性」「糖尿病合併妊娠」などがある.

シソーラスが階層構造の中でどこに位置するのか，などを検索することができる（**図Ⅱ-2-6**）.

個集合の作成：それぞれの統制語について検索する

　研究疑問に関連する統制語が検索されたら，それぞれの統制語を用いて文献データベースを検索する. 前述の例では，キーワード「2型糖尿病」には「糖尿病-2型」，「セルフマネジメント」には「自己管理」「慢性疾患セルフマネジメント」，「患者教育」には「患者教育」「退院指導」「服薬指導」，「遠隔医療」には「遠隔医療」「遠隔診療」がシソーラスとして該当する. シソーラス参照画面で，検索したいシソーラスにチェックして検索することにより，そのシソーラスが付けられた文献をデータベースから抽出することができる. その際に「下位語も検索する」にチェックを入れれば，その下位のシソーラスが付与された文献も抽出対象となる（**図Ⅱ-2-7**）. ここで，文献レ

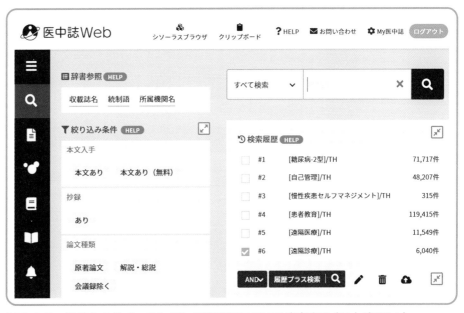

図Ⅱ-2-7 個集合の作成：それぞれの統制語について検索する（医中誌 Web）
「糖尿病−2 型」「自己管理」「慢性疾患セルフマネジメント」「患者教育」「遠隔医療」「遠隔診療」の 6 つのシソーラスについて, 個々の検索結果（文献の集合：個集合）が得られる.「/TH」は, データベース上の「シソーラス（Thesaurus）」フィールドにおいて [   ] 内の語を検索することを意味している.

コードの統制語には, 文献の主題と密接に関連するメジャー統制語と通常の統制語の 2 段階のレベルが設定されている. メジャー統制語には, 文献レコードの表示において「＊（メインディスクリプタマーク）」が表示される.「メジャー統制語に限定する」にチェックを入れて検索することにより, その統制語が主題となっている文献を抽出することができる.

　まずは, この作業をそれぞれの統制語について実行する. すると, 個々の統制語を含んだ文献の検索結果が得られる. 図の例では,「糖尿病−2 型」「自己管理」「慢性疾患セルフマネジメント」「患者教育」「遠隔医療」「遠隔診療」の 6 つのシソーラスについて, 個々の検索結果（文献の集合：個集合 [**図Ⅱ-2-7** の#1〜#6]）が得られる（「退院指導」「服薬指導」については研究疑問との関連が低いとみなし, シソーラスからは除いた）. ここで「糖尿病−2 型」の検索結果の中には, 2 型糖尿病の発症メカニズムや, 疫学, 薬物治療, 手術療法まで,「糖尿病−2 型」を見出しとするありとあらゆる検索結果が含まれていることに注意する.

集合の組み合わせ：検索式を作る

　個々のシソーラスを有する文献の集合（個集合）が得られたら, それを組み合わせることによって, 研究疑問と関連の強い文献を抽出する. 基本となる組み合わせ方は, シソーラスＡとシソーラスＢの両方を含んだ文献を得るために,「A and B」という検索式を使用することである. これは, 個集合Ａと個集合Ｂが交わった部分を抽出することを意味している. どちらかのシ

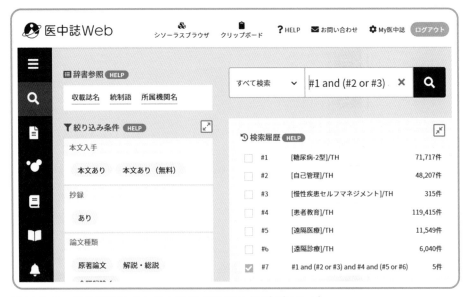

図Ⅱ-2-8　集合の組み合わせ：検索式を作る（医中誌 Web）
検索式「糖尿病−２型」and（「自己管理」or「慢性疾患セルフマネジメント」）and「患者教育」and（「遠隔医療」or
「遠隔診療」）の表示画面.

ソーラスを含んだ文献を得たければ「**A or B**」という検索式を用いればよ
い．これは，個集合 A と個集合 B を結んだ部分を抽出することを意味する．
そのほかにも，A は含むが B は含まない，といった文献を検索したい場合に
は，「**A not B**」とする．例では，「糖尿病−２型」「自己管理」「慢性疾患セ
ルフマネジメント」「患者教育」「遠隔医療」「遠隔診療」の６つのシソーラス
について，

- ●「糖尿病−２型」：必須
- ●「自己管理」「慢性疾患セルフマネジメント」：どちらか必須
- ●「患者教育」：必須
- ●「遠隔医療」「遠隔診療」：どちらか必須

のように統制語が付与された文献を抽出するためには，

「糖尿病−２型」and（「自己管理」or「慢性疾患セルフマネジメント」）
and「患者教育」and（「遠隔医療」or「遠隔診療」）

という検索式を用いればよい（**図Ⅱ-2-8** の#7）．

検索結果の吟味と，検索式の再考

研究疑問に基づいて設定したシソーラスをすべて含む文献は，課題の解決
に直結しうる文献である可能性が高い一方で，抽出される文献数が少ないこ
とがある．場合によっては，抽出される文献が「0」となることもある．その
ような場合には，検索条件を少なくし，より広く文献を抽出する．例におい

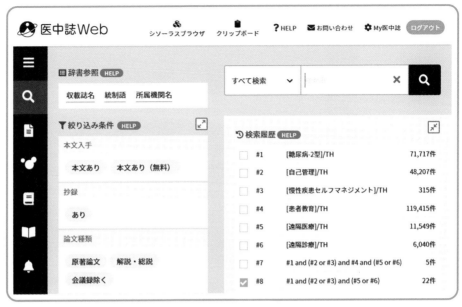

図Ⅱ-2-9　検索結果の吟味と，検索式の再考（医中誌 Web）
この例では，研究疑問の主題を「遠隔医療が糖尿病患者のセルフマネジメントに効果的であるか」と考えれば，「患者教育」というシソーラスを省略する選択はとりうる．その場合の検索式は，＃8 の通り「糖尿病−2 型」and（「自己管理」or「慢性疾患セルフマネジメント」）and（「遠隔医療」or「遠隔診療」）となる.

ては，研究疑問の主題を「遠隔医療が糖尿病患者のセルフマネジメントに効果的であるか」と考えれば，「患者教育」というシソーラスを省略する選択は考えうる．その場合には，検索式を

　「糖尿病−2 型」and（「自己管理」or「慢性疾患セルフマネジメント」）
　and（「遠隔医療」or「遠隔診療」）

とする．そして，実際に抽出された論文の抄録（しょうろく）（abstract）や本文を読み，患者教育と関連があるかどうかを判断する．また，検索された文献のレコードを参照すると，その文献にどのようなシソーラスが付与されているかを一覧することができる．その中に，候補としていなかったシソーラスを発見したら，それを検索式を再考するうえで取り入れる（**図Ⅱ-2-9**）.

▍検索結果の限定：絞り込み（limit）機能

　検索された結果を，さらに絞り込みたい場合がある．たとえば，「小児に限定した文献を抽出する」，「学会演題の発表抄録（会議録）を除いて抽出する」などである．このような場合には「絞り込み（limit）」機能を用いるとよい．「小児」にチェックを入れ，「会議録除く」にチェックを入れることによって，意図どおりの論文を抽出することができる（**図Ⅱ-2-10**）.

▍キーワード検索との組み合わせ

　文献検索はシソーラスを用いることが基本であるが，一般の web 検索のように文字列としてのキーワード検索が有効である場合もある．それは，現存

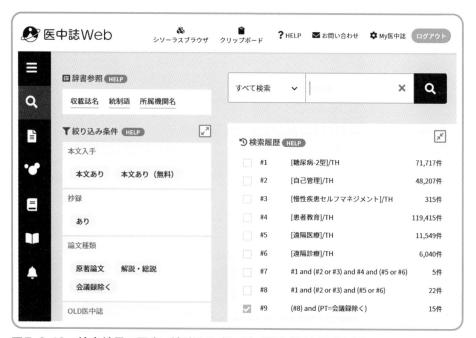

図Ⅱ-2-10　検索結果の限定：絞り込み（limit）機能（医中誌 Web）
#8の検索結果から「会議録」を除いた検索（#9）の結果表示画面．「PT」は「出版形態（Publication Type）」のフィールドをさす．

するシソーラスでは表現できないテーマ（最新トピックや，きわめて専門的なトピックなど）であったり，シソーラスが必ずしも的確に付与されているとは限らなかったりすることがあるためである．そのような場合には，シソーラス検索とキーワード検索を組み合わせて用いる．**図Ⅱ-2-11** の例では，シソーラス「遠隔医療」「遠隔診療」にマッピングされたキーワード「テレナーシング」を文字列検索した個集合を，シソーラス検索と組み合わせている．キーワード検索では，図のようにそのキーワードが含まれるタイトルなどのフィールドを指定して検索することも可能である．もし，設定した研究疑問を専門にしている研究者や臨床家を知っている場合には，その人の名前を「著者（Author）」のフィールドに含む文献を検索する，ということもできる．

　以上の手順により，研究疑問に関連のある文献を抽出できたら，抽出された文献のタイトル，抄録に目を通し，目的と合致する文献があれば，その本文を入手し，その質を吟味する段階に進む．

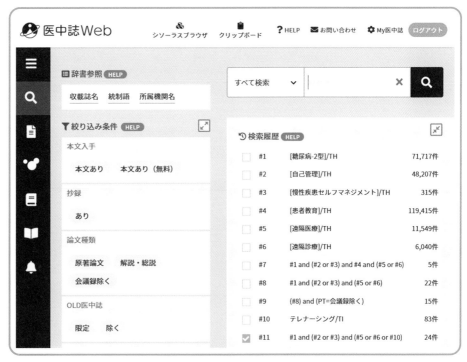

図Ⅱ-2-11　キーワード検索との組み合わせ（医中誌 Web）
シソーラスとして「遠隔医療」または「遠隔診療」が含まれる文献に加え，タイトルに「テレナーシング」が含まれる文献も検索対象とした際の表示画面．「TⅠ」は「論文タイトル（Title）」のフィールドをさす．

3 文献を吟味する

1 文献を吟味するとは

　ここまで，EBPのプロセスとして，文献を検索し，目的の臨床課題に合った文献を入手する方法をみてきた．文献を入手したら，次にその文献内容の吟味が必要である．

　なお，文献の吟味が必要なのは，EBPによって臨床課題の解決を目指す場合のほかに，研究をする際の先行研究の検討や，研究を行うにあたって研究方法を勉強するため，あるいは論文執筆の参考に同じ研究デザインを用いた論文を参考に読む場合などが考えられる（表Ⅱ-3-1）．

　どのような目的で読むにせよ，文献には共通の読み方がある．参考にしようとしている文献はパーフェクトな研究だろうか？ 適切な方法で妥当な結果が導かれているだろうか？ 既に古い内容になっていないだろうか？ 研究には限界がつきものである．その文献が参考するに足るものであるのか批判的に吟味することが，文献の共通の読み方である．

表Ⅱ-3-1 **文献を読む理由と具体例**

● 臨床課題を解決したい
例：生活習慣指導を繰り返しているにもかかわらず，血糖コントロール不良で入退院を繰り返す高齢2型糖尿病患者の血糖コントロールをよくしたい

● 効果的な保健指導として最近ではどのようなことをしているのか知りたい．その領域についての知識を勉強したい
例：妄想などの精神症状のあるアルツハイマー病患者に対する非薬物療法について調べたい／効果的な保健指導として最近ではどのようなことをしているか知りたい

● 研究方法を勉強したい
例：不安のある患者に対してアロマセラピーの効果を検証したいのだがどうしたらよいか知りたい／手術部位感染についての大量のデータがあるのだが，どのように分析したらよいか知りたい

［山川みやえ，牧本清子（編著）：よくわかる看護研究論文のクリティーク，第2版，日本看護協会出版会，2020を参考に作成］

A　文献の吟味の方法：共通の読み方

　文献の共通の読み方である「批判的吟味」の方法は，世界的にほぼ確立されている．第Ⅰ章でEBPは臨床のケアの質に直結すると述べた．そのため，EBPの源泉ともいえる文献を，EBPの基準に沿って吟味し，臨床に活用できるかを検討する必要がある．

　EBPにつながる文献かどうかを吟味する基準として国際的に知られているものにはさまざまなものがあるが，本書では米国医師会雑誌（Journal of the American Medical Association：JAMA）のEBMのガイドラインであるJAMA Users' Guides to the Medical Literature[1]を紹介する．

　EBPを実践し，最良のエビデンスをケアに結びつけるためには，**エビデンスサイクル**として知られている5つのステップが必要であるとされている．この5つのステップは**5A**（Assess, Ask, Acquire, Appraise, Apply）とよばれている（**表Ⅱ-3-2**）．ここで示した5ステップは，EBPの5ステップ（p.9参照）と類似している．"Assess" はEBPの5ステップの前の段階であり，EBPの5ステップの最後である「自己評価」が省略されたサイクルである．

表Ⅱ-3-2　**エビデンスサイクルの5Aと具体例**

ステップ	説明	実際の例
Assess（問題を提起する）	患者（グループでもよい）の症状や病歴を全体的に収集し，臨床の問題をアセスメントする	脳梗塞後の後遺症のある患者で，認知機能が低下している者は転倒を起こしやすい
Ask（臨床疑問を立てる）	臨床疑問を作る際は，集団，介入・もしくは関連因子，評価指標となるものを特定する	脳梗塞後の後遺症で認知機能が低下している高齢患者の転倒につながる行動を，転倒回数を評価指標に特定したい
Acquire（既存のエビデンスの検索）	最良のエビデンスを見つけるために文献の効果的な検索（p.29参照）を行う	MEDLINE，CINAHL，医学中央雑誌で文献を検索する
Appraise（批判的吟味）	一つ一つのエビデンス（文献）を批判的に吟味して，エビデンスの質を評価する　※ここでどの文献をもとに臨床実践するかが決まる	出てきた文献を一つ一つ精査して，信頼性や妥当性の高い文献を集め，転倒につながる患者の行動はどんなものがどの程度の確率や頻度で起こりやすいか同定する
Apply（臨床応用）	患者の価値観や意思を考慮して，その文献が示すエビデンスが臨床で使えるかどうかを解釈する	転倒につながりやすい行動を，自分の対象患者に当てはまるかを検討し，当てはまる場合，その行動を回避する方法を検討する

2 ｜ 文献（論文）の質とは

　表Ⅱ-3-2 に示したように，文献の質，つまり論文の質を評価する批判的吟味は，EBP において非常に重要である．なぜなら文献によって，そこで実施されている研究の質はマチマチだからである．検索の対象となっている文献は，査読（p.26 参照）を経て学術雑誌に掲載されているものなので，その質は既に保証されているのではないかと疑問に思うかもしれない．しかし，論文が雑誌に掲載されるまでのプロセスを考えると，必ずしも学術雑誌に掲載されていることがそのまま論文の質を担保していることにはならない．

　学術雑誌にも，一般的な雑誌と同様にメジャーな雑誌，マイナーな雑誌がある．メジャーな学術雑誌は，その雑誌に論文が掲載されれば，たくさんの人に論文を読んでもらえることになるため，投稿される論文も多くなる．しかし，紙面には制限があるので，当然競争率は高くなる．そして，必然的に査読は厳しくなり，きわめて質の高い論文しか掲載されないことになる．一方，（「読者が少ない」という意味で）マイナーな学術雑誌ではそもそもの読者数が少ないため，投稿される論文数も少ない．そうすると紙面に余裕があるため，多少論文として課題があっても，ある程度の質が備わっていれば掲載される，ということはよくあることである．メジャーな雑誌に載っている論文がパーフェクトなわけではないし，マイナーな雑誌に載っている論文が必ずしも質が低いというわけではないが，査読の厳しさが異なる，ということは念頭に置いて論文を読む必要があるだろう．また，専門性が高い雑誌では，研究方法が洗練されていなくても，テーマが斬新だったり，結果が興味深いものであったりすれば掲載されることもある．

　論文だからといって，研究方法もすべて洗練されているものとは限らない．逆に，対象者数が多く研究方法も素晴らしいが，結果はそこまで興味深いものではなかったり，この結果を臨床実践にどう活用したらよいのかわからなかったりするものもある．そのため，論文を批判的に吟味しながら読むということは重要である．

A 信用してよい結果かどうか

　批判的に吟味しながら読まないとどういうことになるのだろうか．まず，研究目的や方法に欠陥を持つ文献があったとして，その結果を信じて患者に応用した場合に生じうる問題を示す．

　たとえば，認知症の人の家族介護者の介護負担を軽減するためのケアをしたい，と考えたとする．どこにケアの焦点を定めるかを検討するためには，家族介護者の介護負担が増す要因は何なのかを知る必要があり，そのような文献を検索してみる．認知症の人のケアの難しさには，妄想や興奮，うつなどの行動・心理症状によるものがある．実際にそれらの行動・心理症状と家

＊横断研究
p.139, 第IV章-3-1「横断研究」参照.

族の介護負担度の関係性を横断研究＊で検討して,「認知症の人に妄想とうつがあることと, 介護負担の大きさに関連がみられた」という結果が示されていた. この結果をもって,「家族介護者の介護負担を減らすケア＝認知症の人がもつ妄想・うつへのケア」とすることは適切だろうか? おそらく, それだけでは不十分であろう.

　介護負担といってもさまざまであり, 少なくとも身体的負担, 精神的負担に分類できる. 身体的負担は, 日常生活動作（ADL）の介助などが関係するし, その ADL には行動・心理症状が影響を与えることがわかっている. つまり, 妄想があるとその分食事介助などに時間がかかり, 介護者の食事がとれなかったり, うつがあると便秘になりやすいため排泄介助が困難になったりして, 介護負担増につながるということも起こりうるのである. ひょっとしたら, 家族の介護負担の主な原因は ADL レベルの低下による介助増からくる身体的負担が多くを占め, ADL に着目したケアを計画することのほうが適切かもしれない. つまり, 行動・心理症状だけでなく, ADL レベルのデータも収集して, 行動・心理症状や介護負担度との関係が検討された研究がなければ, 介護負担度を軽減するためのポイントとして「行動・心理症状」を定めてケア計画を立てる根拠としては不十分なのである.

　上記はあくまで一例であるが, このように結果を導くまでの研究の質に問題があれば, 結果の臨床的な有用性も低い. 査読の過程で臨床的な観点からの限界が指摘され, それが修正されたうえで掲載にいたっていればよいが, そうでない場合も少なからずあるため, 臨床的観点からの批判的吟味は必須であろう.

B リスク・オブ・バイアス

　文献の批判的吟味が必要なもう1つの理由として, リスク・オブ・バイアス（risk of bias）がある. どのような研究であっても「完璧」は存在せず, 何かしらのバイアス（偏り）がある. たとえば, 前述の認知症の人の介護負担感について, 介護者の平均年齢が比較的若かったとする. もちろん, それは研究デザイン上の欠陥とは言い切れるものではなく,「たまたま」その研究が実施された地域がそのような現実であったのかもしれない. しかし, 結果として若い集団であったことで, 介護による身体的負担が低く偏った（バイアス）集団である可能性（リスク）はある. その文献の結果を, より高齢の介護者に対するケアに適用することが適切かを含め, バイアスとその影響について吟味する必要がある. 上記のように, 一見するとデザインが妥当である論文でも, 精査すると重大なバイアスがあるということもありうる. リスク・オブ・バイアスについては後でさらに詳しく説明する.

C 論文を吟味するためのチェックリスト

　JAMA Users' Guides to the Medical Literature では, それぞれの研究の

種類（p.47，**表Ⅱ-3-5** 参照）によって，批判的吟味を行うワークシート[1] があり，チェックできるようになっている．このチェックシートは，前述したリスク・オブ・バイアスの評価にも使える内容を網羅している．

このワークシートは主に以下の 3 つの視点から構成されている．

①結果は何か？
②結果は妥当であるか？
③結果を患者のケアにどのように適用できるか？

第Ⅲ章では，実際にこの視点に基づいて批判的吟味を展開している．

3 ┃ 論文の構成と読むプロセス

論文を読み解くには，まずはその構成を理解しておくことが重要である．EBP に用いられる論文は，患者を対象としてデータを収集し，結果を導いた論文が主となる．そのような論文は，一般的に以下のような要素・順番で構成されている．

①はじめに（Introduction/Background）
②目的（Objective/Purpose）
③方法（Method）（倫理的配慮［Ethical consideration］も含む）
④結果（Result/Finding）
⑤考察（Discussion）

これらの内容がその研究デザインに沿って適切に記述されているかを確認しながら読むことで，その研究が信頼できるものであるかどうかの判断がしやすい（**表Ⅱ-3-3**）．研究デザインによって網羅しなければならない要素が異なることは，文献を吟味する際には十分に気を付けなければならないし，そのためには研究デザインについてしっかりと理解しておく必要がある．各研究デザインにおいて押さえておくべき要素については第Ⅳ章で詳しく述べる．

文献を読む際には，これらの項目がしっかりとあるかを確認しながら読み進める必要がある．特に「はじめに」や「方法」が適切に記述されていなければ，その研究自体に価値があるかどうかわからない．たとえば，批判的吟味をしようとしている文献 A と既に同じテーマでより妥当なデザインで実施された研究成果を示した文献 B が存在し（そしてそれが「はじめに」に引用されていて），文献 A はそれをなぞったような文献であった場合には，そもそも文献 A の意義は乏しく，文献 B を吟味の対象としたほうがよい．

「方法」では，その研究目的に合った研究方法が適切に実施されているかが大きな問題となる．先に述べたように「方法」のセクションに記載されるべ

表Ⅱ-3-3 論文の構成内容と読む際のポイント

項目	読む際のポイント
はじめに (Introduction)	● どうして研究にいたったかなどの背景や理由を記述し明確にしている ● 研究の主たる焦点は何か ● 研究の意義とは何か ● その研究と類似した既存の研究との関連は何か ● その研究の必要性を明確に述べている
目的 (Objective)	● 具体的にどのようなことをするか，研究をすることによって何を明らかにしたいかが書いてある
方法 (Method)	● 研究がどのようにデザイン（計画）され実施されるかを詳細に記述している 　● 対象者，研究期間，研究場所，データ収集項目，データ収集方法，分析方法など（第Ⅳ章-3「研究デザイン・研究方法の紹介」の各項参照） ● 倫理的配慮の記述がある
結果 (Result)	● 研究目的に沿って，対象者の特徴が述べられている ● 収集したデータの特徴が適切に述べられている ● 伝えたい結果についてわかりやすい図表で示している
考察 (Discussion)	● 研究目的に対しての答えになる結論が端的に書かれている ● 上記のように結論づけた理由を既存の文献をもとに論理的に説明している ● 導き出した結果の妥当性を検討している ● 研究の限界が書いてある ● 今後の臨床への応用や必要な研究が明記してある

表Ⅱ-3-4 「方法」に記載されるべき要素

- データ収集期間
- 対象者
  - 対象者の選定基準
  - 分析から除外した対象者
- データ収集項目
- データ収集手順
- データ分析方法
- 倫理的配慮（必要な場合）

※介入方法の場合は介入内容や介入時期も必要.

き細かな要素は研究デザインによって違いはあるが，一般的な要素を**表Ⅱ-3-4**に示す.
　その研究結果を信頼してよいかどうかを吟味するためには，**表Ⅱ-3-4**に示した要素が適切に記述されていなければいけない．研究目的に合った対象者が選定されているか，研究目的を達成するために十分な対象者数が確保されているか，介入の方法は適切か，どんなデータをどのように集めたのか，分析方法は適切か，データに合った統計手法が用いられているか，などさま

ざまな視点がある．これらは第Ⅳ章でさらに詳しく説明する．

　また，以上の要素は単に記載されていればよいというだけではなく，その内容が重要である．たとえば介入研究で「ランダム化比較試験を実施した」と記述している場合，本当に対象者をランダムに介入群，対照群に振り分けられているか（ランダム割り付け*という）をしっかりと確認しなければならない．もし，ランダム割り付けについての記述が不明瞭な場合，その研究は本当にランダム化比較試験なのかどうかわからないということになり，結果を信頼できなくなってしまうことになる．

＊ランダム割り付け
p.145，第Ⅳ章-3-6「ランダム化比較試験（RCT）」参照．

4 研究デザイン・研究方法の種類と概要

　ここまでに，「研究デザイン」という言葉を何度も使用した．研究デザインとは，研究目的を達成するための研究計画の種類である．いろいろな研究デザインがあるが，本項では看護でよく研究されるデザインについてその概要を紹介する（研究デザインの実際は第Ⅲ章「さまざまな研究方法の文献（論文）を読む」を，詳しい説明は第Ⅵ章-3「研究デザイン・研究方法の紹介」を参照されたい）．

　まず，研究には一次研究と二次研究がある．**一次研究**とは，その名のとおり，最初にする研究である．そのため，これまでにない視点の研究である必要がある．そのため，一次研究をする際には，自分の研究目的と類似する研究はないかを調べ，その文献を吟味する必要があり，自分の研究の新規性や既存の類似研究との違いを明確に打ち出さないといけない．そして，データ（質，量）を収集し，研究目的に対する答えを明記する．一般的に「原著論文」といわれるものは一次研究である．

　二次研究は，既に収集されたデータを使い，二次的に利用するものである．文献研究がそれにあたる．

　一次研究は，さらに量的研究，質的研究に分かれており，**量的研究**は観察研究，介入研究に分けられる．**観察研究**とは，個人を観察，もしくは特定のアウトカム（評価指標）を測定するもので，アウトカムに影響を与えようとする試み（介入）がない手法を用いた研究である．得られた関連の程度を研究者が評価するが，誰が読んでも同じ評価ができるように情報が記載されている必要がある[2]．観察研究には，コホート研究，ケースコントロール研究（患者対照研究），横断研究がある．**介入研究**は，対象となる個人，集団などに対して，ある治療やケアを人為的に与えたり取り除いたりする「実験」がアウトカムを変化させるかどうかを検討する研究のことである．介入研究には大きく分けて，ランダム化比較試験（randomized controlled trial：RCT），非ランダム化比較試験，前後比較研究に分類される．いずれもアウトカムは数値で示すことのできるデータを用いている．

　質的研究は，数値では表せないテキストデータを用いた研究であり，量的研究とは異なる目的で実施される．量的研究は「Aという因子がBという因子に影響を与える」という仮説を検証するために実施される．しかし，仮説を立てられるほどの知見がなく，「そもそもこの現象を構成する要素は何なのか？」といったような段階の現象では，まずは現象を記述し，整理・理解することから始めることが必要である．質的研究はこのような場合に用いられるべき研究デザインである．質的研究の代表的なものとして，内容分析，グラウンデッド・セオリー・アプローチ，エスノグラフィ，現象学的研究などがある．これらの研究を経て，仮説が生成され，のちに仮説検証型の研究につながることもある．

　その他に，ケーススタディ，尺度開発の研究，方法論研究などがある．これらの研究デザインの特徴やその研究でわかることについて**表Ⅱ-3-5**にまとめた．

表Ⅱ-3-5　**研究デザインの特徴**

研究デザインの種類			特徴	わかること
一次研究	量的研究	観察研究 コホート研究	疾病の危険因子に曝露されている集団と，曝露されていない集団を一定期間追跡し，集団間の罹患率などを比較する	疾病（慢性疾患など頻度の高い疾患）にかかる確率を測定できる
		ケースコントロール研究	疾病が発生した集団（患者群）と発生していない集団（対照群）の両集団において，危険因子への曝露の有無をさかのぼって比較する	まれな疾患の原因などの特定ができる
		横断研究	集団の疾病の有無と，危険因子の有無を同時に調査し，関連をみる	調査時点で関連要因を把握できる
		介入研究 ランダム化比較試験（RCT）	比較対照研究における各群の割り付けをランダムに行う方法で，バイアスを最小限にした研究である	介入の効果の検証ができる
		非ランダム化比較試験	介入を行うグループ（介入群）と，対照グループ（対照群）を設定し，介入の有効性を確認する研究であり，エビデンスレベルは介入前後の比較研究よりも高い	同時期に対照群を設定し比較することで，前後比較のような時間的変化の問題はなくなり，介入効果を検証しやすい
		前後比較研究	介入を行う前と後を比較して，介入効果を確認する研究である 介入と評価の時間差が短い場合はまだよいが，間が空いている場合，結果に及ぼす介入以外の影響が不明であるため，結果を解釈する際に，介入のみの効果とは結論づけにくいことが多い	

（次ページにつづく）

表Ⅱ-3-5 のつづき

研究デザインの種類		特徴	わかること
一次研究	質的研究 内容分析	さまざまな科学的研究方法を使用し，メッセージに対する量的または質的な技術による詳細な分析を行う	誰に対して，誰がなぜ，何をどこで，いつ，何の効果のために，何を言っているのかがわかる
	グラウンデッド・セオリー・アプローチ	対象者へのインタビューや観察などを行い，得られた結果をまず文章化し，特徴的な単語などをコード化してデータを作るデータに基づいた真実に近いものを得ることを重要視している	データに立脚して仮説や理論を構築することができる
	エスノグラフィ	対象者の生活を研究者がともに体験する対象者の特徴や日常的な行動様式を詳細に記述する方法である	対象者の属する集団を感覚，視覚的に理解することができる
	現象学的研究	相互反映性（研究者が収集しているデータの一部として自分自身を意識すること）のエビデンスが記述される	個々の生活してきた体験に着目できる
	ケーススタディ	一人の患者についての徹底的な調査研究で，得られたデータを元にして起こった現象の原因の探求や，経時的な傾向をつかむ記述研究である	新たな知見の紹介やこれまで明らかにされていなかった治療方法，ケアの紹介，過去の経験の共有などに活用できる
	尺度開発	尺度の信頼性・妥当性が多面的に検討される	検証された尺度が使用できる
	ミックスドメソッド	ある研究目的を達成するために，質的，量的の 2 つの研究デザインを組み合わせる看護では，質的データの定量化，量的データの定性化を行う	解釈の方法はまだ議論の余地がある
二次研究	システマティックレビュー	系統的な文献検索，厳格な文献批判，2 つ以上の文献を対象とする	そのテーマでのエビデンスレベルがわかる
	スコーピングレビュー	系統的な文献検索	エビデンスレベルはわからないが，そのテーマでの研究動向がわかる
	ナラティブレビュー	特に決まりはない	著者の定めたテーマの範疇での研究動向がわかる
	メタアナリシス	類似した 2 つ以上の研究のデータを統合している（異質性がない）	複数の研究の結果を統合したエビデンスが得られる
	メタ統合	質的研究のデータを 2 つ以上統合している	質的データに基づいた複数の研究の結果を統合したエビデンスが得られる
方法論研究		1 つの研究の方法論の確からしさが検証できるだけの文献の吟味やデータがある	研究方法に関する新しい知見が得られる

［以下の文献を参考に作成した；山川みやえ，牧本清子（編著）：よくわかる看護研究論文のクリティーク，第 2 版，日本看護協会出版会，2020／Field PA, Morse JM：Nursing Research：The Application of Qualitative Approaches, Croom Helm, 1985／Polit DF, Beck CT：Nursing Research：Generating and Assessing Evidence for Nursing Practice, 10th ed, 2016／Baumeister RF, Leary MR：Writing Narrative Literature Reviews. Reviews of General Psychology **1**（3）：311-320, 1997／牧本清子（編）：エビデンスに基づく看護実践のためのシステマティックレビュー，日本看護協会出版会，2013／Cook DJ, Mulrow CD, Haynes RB et al：Systematic reviews：Synthesis of best evidence for clinical decisions. Annals of Internal Medicine **126**（5）：376-380, 1997／Elo S, Kyngäs H：The qualitative content analysis process. Journal of Advanced Nursing **62**（1）：107-115, 2008／Glaser B：Doing Grounded Theory：Issues and Discussions, Sociology Press, 1998／Teddlie CB, Tashakkori AM：Foundations of Mixed Methods Research：Integrating Quantitative and Qualitative Approaches in the Social and Behavioral Sciences, SAGE Publications, 2009］

看護におけるエビデンスレベル

質的研究は，標本集団から得られたデータをもとに，その母集団を推定して，その統計的有意性を論じることによって結果を一般化しようとする量的研究とは異なるパラダイム*を持った研究手法である．

EBP では，「文献で示されていることを目の前の患者に適用する（一般化する）」ことがその根本にあるため，質的研究は EBP でいうところのエビデンスとは程遠いとされてきた．代表的な医学専門雑誌である英国医学雑誌（British Medical Journal：BMJ）は，質的研究がヘルスリサーチの中で重要な位置を担うことを認識していながらも，研究の「質」についてはミステリーだという指摘をしている[i]．そのため，質的研究であっても，量的研究で保証されているような客観性を，いかにして保つかということが重要になってくる．つまり，サンプリングの目的との一致性，データの信憑性，データ分析の厳密性，データが豊富か，分析の一貫性，研究結果の真実性を担保しなければいけない．

しかしながら，この考え方はあくまで「エビデンス」をどのように解釈するのかという視点に基づいている．「エビデンス＝事実」と単純化してとらえれば，質的研究も対象者の言葉や観察した行動などをもとにしているため，当然エビデンスの 1 つであるが，それをもとにした結果の導き方に真実性がなければいけない．現状では，EBP は数の論理である量的研究の視点で展開されているが，それだけが看護臨床において正しいかどうかについては議論の余地がある．

*パラダイム
ある時代において主だった物のとらえ方のこと．何らかのきっかけで物事のとらえ方に変化が生じることをパラダイム・シフトという．

引用文献
i ）Mays N, Pope C : Qualitative research in health care. Assessing quality in qualitative research. British Medical Journal **320**（7226）: 50-52, 2000

5 リスク・オブ・バイアスについて

バイアス（偏り）とは，研究から導かれた結果が，何らかの原因が存在することによって真の値から乖離することをさす．先述の例では，「対象者が若い」ということで「身体的負担が低く測定される」という，対象者属性によるバイアスを挙げたが，それだけでなく対象の選択，データの収集，分析，結果の解釈といった，あらゆるプロセスで生じうる．バイアスの生じたプロセスに基づいて推論された値は，真の値からは乖離する．しかし，「真の値」は誰にもわからないので，偏って推論された値があたかも真の値と考える以外にない．つまり，推論によって導かれた結果が真の値から乖離しているリスクがあるかどうかがリスク・オブ・バイアスであり，推論プロセスを吟味することがすなわちリスク・オブ・バイアスの評価である．バイアスは研究を実施するうえで必ず付きまとうものであるので，文献を読む際にはバイアスを考慮してその文献の内容を解釈する必要がある．

バイアスには実にさまざまなものがあるが，主なものを**表Ⅱ-3-6**で紹介する．

表Ⅱ-3-6　バイアスの例

バイアスの種類	例	批判的吟味のポイント
選択バイアス： 対象者の選択に関連して生じるバイアス	例（観察研究）：A病院では術後せん妄の発生率が低いことを示した論文．調査対象病棟が整形外科病棟だった →患者平均年齢が低く，そもそも術後せん妄の低リスクの患者が対象になっている 例（観察研究）：糖尿病教室の開催希望について外来通院患者100人を対象にアンケートをとったところ，30人から回答が得られ，その9割が開催を希望すると答えた →回答率が低く，そもそも開催を希望する患者が積極的にアンケートに協力した可能性がある 例（介入研究）：糖尿病患者教育効果を検討するランダム化比較試験で，介入群のほうが糖尿病重症度の高い患者が明らかに多かった →介入が，糖尿病重症者に優先的に割り付けられた可能性があり，ランダム化の厳密性が疑われる	①観察研究の場合：対象者のリクルート方法．研究疑問に沿った集団から適切に選択されているか ②介入研究の場合：対象者が恣意的に選択されていないか．ランダム化，割り付けの隠匿化が適切になされているか
測定バイアス（情報バイアス）： アウトカムを測定・評価する時点で生じるバイアス	例（観察研究）：ある一定期間における術後せん妄発生率を明らかにする目的で，せん妄の有無を看護師が評価したところ，これまでの病棟でのせん妄発生率より明らかに高かった →せん妄有無の評価を担当した看護師のアセスメントが，調査期間中に特に注意深くなされた可能性がある（評価者バイアス） 例（観察研究）：ある生活習慣病のリスク要因を明らかにすることを目的としたケースコントロール研究で，インタビューにて過去のリスク要因への曝露状況を調査したところ，患者群は対照群と比較してより鮮明にリスク要因に関する過去の記憶を語った →患者のほうが，過去の経験を積極的に思い出す傾向があり，リスク要因の過大評価につながる可能性がある（想起バイアス） 例（介入研究）：新しく開発した創傷保護剤の効果を検討するランダム化比較試験で，介入群は対照群と比較して創傷治癒効果が極めて高かった．従来の創傷保護剤を使用した対照群では，創傷治癒遅延が生じていた．創傷の回復状況は，看護師の観察によって評価された． →評価をする看護師に，「この患者さんは新しい創傷保護剤を使っているので良くなっているに違いない」「従来の創傷保護剤は，新しい創傷保護剤よりも効果が低いに違いない」という意識が働き，介入群は過大評価，対照群は過小評価となっている可能性がある	①評価者バイアス全般：アウトカムの測定・評価方法に，主観が入ることを防ぐ措置がなされているか（客観的指標が使われているか） ②想起バイアス：対象者の記憶の想起だけでなく，資料（過去の診療記録など）を用いたデータ収集などの策が講じられているか ③介入研究の評価者バイアス：介入群に割り付けられた対象者か，対照群に割り付けられた対象者であるかがアウトカムの測定者/評価者にわからないようになっているか（盲検化されているか）

●引用文献

1) Guyatt G, Rennie D, Meade MO et al（eds）: Users' Guides to the Medical Literature : Essentials of Evidence-Based Clinical Practice, 3rd ed, McGraw-Hill Education, 2015

2) Hulley SB, Cummings SR, Browner WS et al（著），木原雅子，木原正博（訳）：医学的研究のデザイン：研究の質を高める疫学的アプローチ，第4版，メディカル・サイエンス・インターナショナル，2014

4 研究結果を適用し実施する

　これまで，EBP において文献を検索し，目的の臨床課題に合った文献を入手し，その文献の内容を批判的に吟味することについて述べてきた．批判的に吟味した結果，その研究結果が臨床課題に適用するに足ると判断したら，いよいよ実践に適用・実施することになる．本項では，研究結果をどのように実践に活用するのかについて述べる．

1 研究は適用させたい状況と合っているか

　まずは，どのように文献を「つかう」のかの前に，その文献の有用性をみる必要がある．それが前項で説明した「文献の吟味」である．有用性があるとなれば，その研究で扱っている内容が，適用させたいと思っている集団もしくは個人に当てはめることができるのかを確認しなければいけない．**表Ⅱ-4-1** にその項目を示す．

A 研究場所や状況が適用させたい状況と合っているか

　ある文献の研究場所や状況が，適用させたい状況と合っているかどうかということは，たとえば，ICU で検証された内容が，老人保健施設でも適用できるのかということである．「(**P**) ICU において，(**I**) ICU の壁に絵を描いたら，(**O**) せん妄予防につながった」という結果があるとする．その結果を，せん妄が多くみられるという老人保健施設で適用できるかどうかというのはわからない．なぜなら，術後せん妄と老人保健施設などで多い低活動性

表Ⅱ-4-1　**研究結果を臨床の場に適用するためのチェックポイント**

- つかいたい研究結果のある文献を吟味して，利用価値のある研究結果かを精査する
- ある程度利用できるとなったら，その文献にある研究の場所や状況が，適用させたい状況と合っているか検討する
  - 研究場所や状況（例：ICU，在宅ケア，終末期など）
  - 研究対象者（例：胃切除術後の患者，2 型糖尿病患者，児童期にある小児がん患者の母親，初期アルツハイマー型認知症患者など）
- 文献の研究結果をもたらした内容（例：介入の方法など）が適用させたい状況に合っているか

のせん妄とは，発生機序が異なりうるため，同じ介入が当てはめられるのか疑問が残るからである．もし，このICUの文献で，壁の絵が術後せん妄を予防する生理学的機序などが明らかにされていて，その機序が老人保健施設で多いせん妄にも適用できそうであれば，使ってみる価値はありそうである．

B　研究対象者は適用させたい状況と合っているか

　研究対象者についても同様である．筆者の経験で，ある文献を読んだときのことである．それは乳がん術後患者や心筋梗塞患者が，その病気体験に前向きな効果があったと感じているというものであった[1]．20年以上前のことであったが，病気になってよいことなどあるのかと驚いたことを覚えている．そのときに，生活習慣病の自己管理の重要性が問われていた2型糖尿病患者においても，その結果が当てはまるのかを吟味した．元の文献は，乳がんや心筋梗塞のような，人生における危機的なエピソードが降りかかるという急性期のプロセスを経た人を対象者にしていた．そのため，特に大きな生命の危機などがない慢性経過をたどる疾患である2型糖尿病患者に当てはまるのかについては疑問が残った．文献の結果を2型糖尿病患者とのかかわりに利用することはできないと考え，2型糖尿病患者の病気体験について研究を実施した[2]．その結果，急性疾患と慢性疾患では，異なる結果になった．急性疾患患者を対象とした先の研究では，生命の危機を乗り越えたこと自体が，前向きな効果をもたらす要素として示されていたが，慢性疾患である2型糖尿病の場合は，普段からの健康チェックが健康維持の方法につながったことや，家族が自己管理に協力してくれることによって自分の存在価値を知ったといった，自己の肯定的な変化が前向きな効果をもたらす要素として挙げられた．先行研究が自分が対象としている患者集団に適用可能かを吟味したうえで，この研究を実施したことによって，先行研究と合わせて，急性疾患患者と慢性疾患患者では病気体験がもたらす効果が異なることが明確になったのである．

　このように，研究状況や研究対象者などの研究の背景の検討は重要である．そうでなければまったく意味のない実践を繰り返すことにもなる．

患者に響かない減量指導のわけ

　1つ，よく見かける研究結果の適用の失敗例を紹介しよう．これは筆者がいくつかの自治体やクリニックの患者の個別コンサルテーションをしていて，何度も経験したことである．保健師が，生活習慣病の発症・重症化予防の指導において「肥満の人はそうでない人より脳卒中の発症率が○倍高い」という欧米での研究の結果（実際，複数のシステマティックレビューで同様の結果が示されている）を患者に伝え，「減量してくださいね」という．しかし，患者は一向に減量しない．そういう患者は一様にこのように言う．「ヨーロッパやアメリカの肥満の人と一緒にされてもね．あっちはすごい肥満でしょ」．まったくもって患者のほうが正しい．欧米で行われている肥満研究においては，対象者の平均BMIが30を超えることも多い．そのような集団で実施された研究結果を，そもそもやせ型で欧米諸国からみたら減量の必要性などなさそうにみえる日本人に当てはめることは誤りであり，実際に患者には響かない．

2 | 研究結果を実現可能な方法で適用する

　研究が適用させたい状況と合っていた場合に，実際に研究の内容を適用する際にも気を付けなければいけないことがある．たとえばランダム化比較試験（RCT）で，口腔内の乾燥の激しい高齢者（P）に対して，2時間おきに口腔ケアをすること（I）が，誤嚥性肺炎を予防するか（O）を検証し，予防の効果が認められた文献があったとする．高齢者の口腔内乾燥は，誤嚥性肺炎や嚥下障害のリスクとなるので何か対策が必要であることは間違いない．適切な口腔ケアは誤嚥性肺炎には効果的であることは知られているので，実施する口腔ケアの頻度には，エビデンスの高い研究結果を適用したいところである．しかし，忙しい実践の場で2時間おきに口腔ケアをするということがどの程度可能なのかということは考えなければいけない．その病棟の中で，口腔内が乾燥している高齢者患者の割合とスタッフの配置によっては，「2時間おき」というのは現実的ではない場合も多い．

　このように，研究結果が魅力的だからといってそのまま臨床でつかえるとは限らない．多少効果は落ちるかもしれないが，現在のスタッフの体制で可能な最大値である「3時間おき」に実施することにする，といったような修正も必要だろう．エビデンスを「つかう」段階では，「臨床的に有用であるか」ということを検討することこそ重要で，それには臨床家が，論文を吟味し，臨床に応用する能力をみがくことが不可欠なのである．

③ | より質の高い研究結果を実践に適用するには

　なお，自分の解決したい臨床上の課題に関する本当に最良のエビデンスを知ろうとすると，英語も含め多くの論文について，その論文が信用できるかどうかを批判的に吟味しながら読む必要がある．果たして，忙しい日常臨床において，EBP の実践のために臨床家がそこまですることは可能だろうか．それができるに越したことはないものの，たとえばがんや糖尿病などの有病率の高い疾患などの論文であれば何千件も類似した論文があり，それらをすべて吟味するのは現実的ではないだろう．そこで，有用なものが「システマティックレビュー」（p.148，第Ⅳ章-3-7「システマティックレビュー」参照）である．システマティックレビューは，あるテーマでそれまでに発表されてきた論文をその内容の質も考慮しながら「系統的（＝システマティック）」に，すなわち「問題の形式化」「情報検索」「批判的吟味」の EBP の初めの3つのステップを踏んで，まとめられたレビュー論文である．このシステマティックレビューによって，EBP サイクル（次ページ，コラム参照）が回り，効果的なケアの標準化や実践が行われる．

●引用文献

1) Petrie KJ, Buick DL, Weinman J et al : Positive effects of illness reported by myocardial infarction and breast cancer patients. Journal of Psychosomatic Research **47**(6) : 537-543, 1999
2) Yamakawa M, Makimoto K : Positive experiences of type 2 diabetes in Japanese patients : An exploratory qualitative study. International Journal of Nursing Studies **45**(7) : 1032-1041, 2008

システマティックレビューと EBP に基づくベストプラクティス

　根拠に基づいた医療（EBM）が提唱され始めた 1990 年代末以降，システマティックレビューの数は徐々に増加している．システマティックレビューの方法は看護領域にも取り入れられ，2023 年 4 月時点で発表された看護系システマティックレビューは約 19,000 にものぼっている．EBP の普及にはこのシステマティックレビューや，その元となる質の高い RCT が増えることと，その内容が臨床実践に浸透することが欠かせない．

　EBP の発展普及のためには，理想的には質の高いシステマティックレビューが量産され，それによってもたらされたエビデンスがどのように臨床実践で利用可能かまで検証することが奨励される．つまり，多くの論文をシステマティックレビューとしてまとめ，その内容を臨床で検証するという EBP サイクルを回すことがベストプラクティスにつながるのである．国際的にもこの EBP サイクルを回すことが，研究結果を臨床に適用される手堅い方法として重要視されている．図は，その EBP サイクル[1] を表している．

　この EBP サイクルの目指すところは，たとえば何かクリニカルパスやガイドラインなど普段の臨床実践に対しての指針になるものをつくることである．それらのガイドラインが本当に臨床実践でかなりつかえるものになれば，政策やさまざまなヘルスシステムにまで発展していき，グローバルヘルスとなってその分野のゴールドスタンダードとなる．

　図について詳しく説明しよう．大きく分けて，エビデンスを「つくる」「まとめる」「つたえる」「つかう」という 4 段階からなるサイクルであることがわかる．まず，エビデンスを「つくる」段階では，主に臨床の場で実践され，既に臨床では常識になっているような知識（臨床知）や，一次研究によって生み出される研究成果までを含めた「エビデンスの集合体」ができる．

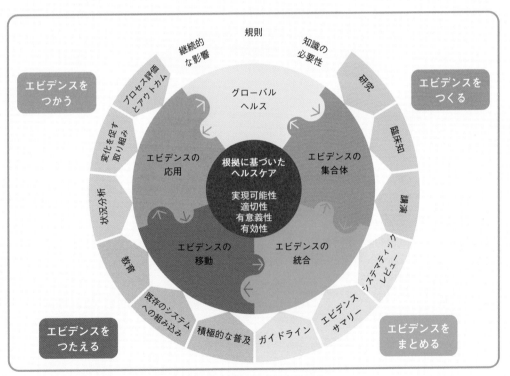

図　ベストプラクティスにつながる EBP サイクルのアプローチ

〔Joanna Briggs Institute: The JBI Model of Evidence-based Healthcare,〔https://jbi.global/jbi-model-of-EBHC〕（最終確認：2023 年 5 月 10 日）を参考に作成〕

（次ページにつづく）

　次の「まとめる」段階では，それらのエビデンスの集合体がテーマごとに統合される．この段階の代表的な作業が，多くの一次研究からシステマティックレビューを作成することである．システマティックレビューは，莫大な量の論文を読み，それをまとめる作業であり，相当の時間と労力を要する．一般的には，当該領域の研究者を中心に臨床家とチームを組んで担うところである．

　システマティックレビューには，多くの研究成果が反映されて，臨床実践につかえるであろうエビデンスも当然含まれている．しかし，多くのエビデンスを集約したものであるために，レビュー本体が100ページを超えるものも多く，かつ主に英語で書いてあるため，システマティックレビューを読むこと自体にもかなりのハードルがあると感じる臨床家も少なくないだろう．そのため，さまざまな国際機関や各国の学術団体において，システマティックレビューの内容を要約して，エビデンスサマリーやガイドラインなどの形で，臨床家が読みやすいようにして臨床実践に「つたえる」ことに力が注がれている．この「つたえる」段階で目指すのは，エビデンスの普及のために，教育に取り入れたり，臨床の場で業務に組み込んで既存のシステムの中で稼働するようにしたりすることである．そのため，「つたえる」段階では，研究者と臨床家との協働がとても重要である．たとえば，研究者が臨床家向けの教科書を書いたり，エビデンスを紹介するセミナーをしたり，あるいは研究者と臨床家が協力して臨床業務改善に取り組む，などがこの段階での活動として挙げられる．

　次の，エビデンスを「つかう」段階では，つたえられたエビデンスを臨床実践でスタッフたちが活用できるかどうかの評価をする．この段階では，クリニカルオーディット（clinical audit, 臨床評価）として，既存の研究結果が本当に，自分たちの対象者でできるのか，忙しい現場に浸透する方法なのか，そして期待する結果が出るのかということを検証する．この検証を経て，どのような現場でもつかえるエビデンスとなれば，強固なエビデンスとなる．

　つまり，臨床知や研究から生み出されたエビデンスは，まとめられ，臨床につたえられ，そしてまた臨床実践の場で検証されるのである．これこそが「EBPサイクルを回す」ということであり，それがベストプラクティスにつながっていく．

　このように，1つの研究結果が臨床実践に浸透するには時間がかかる．実際に2000年には，1つのエビデンスが現場に浸透するまで17年かかるという衝撃的な報告が出された[ii]．現在は，電子ジャーナルやwebベースの文献データベースの普及により，文献にアクセスすることが簡単になっている．その結果，研究全体が活性化して，システマティックレビューやRCTなども盛んに行われつつあり，EBPサイクルが回り出す原動力になっている．また，エビデンスをつたえて，実際につかってみるということに関しては，認定看護師や専門看護師などの高度な知識を持った人たちが，研究と臨床の橋渡し役を担っていることも，EBPを実現するのに重要な存在となっている．

　以上，EBPサイクルを知ると，研究結果が臨床実践に適用されるまでに，なんとさまざまな努力がそそがれているのかと驚くかもしれない．実際，EBPでは，それに携わる人々がエビデンスと患者に対して真摯に向き合うことが重要であることはいうまでもない．たとえば，Aの介入について，ある論文ではよいと言っており，別の論文では効果がないと言っていたとする．その介入Aを患者に適用するには少し躊躇するだろう．そのようなときに，システマティックレビューやRCTを参照することができているだろうか？ときには文献を読んでみて，「まさにこの内容は，自分が悩んでいたことの答えを導いてくれている」ということもあるだろう．それが文献を読む醍醐味ともいえるが，そのときに，その研究結果をどのように自分の患者や職場で「つかう」かについて，しっかりと考えられているだろうか？これらを自分に問い続けることが，堅実なEBPにつながる．

引用文献

ⅰ）Joanna Briggs Institute: The JBI Model of Evidence-based Healthcare,〔https://jbi.global/jbi-model-of-EBHC〕（最終確認：2023年5月10日）

ⅱ）Balas EA, Boren SA : Managing clinical knowledge for health care improvement. Yearbook of Medical Informatics（1）: 65-70, 2000

5 実施結果（アウトカム）を評価する

　ここでは，EBP の最後のステップであるアウトカムの評価について説明する．ケアを実践し，効果があったかを評価することは，ケアの継続や，さらなる改善のために重要なステップである．そのためには，何をもって効果があったとするか，すなわちケアのアウトカムとして何を評価するかを定める必要がある．

1 ｜ ケア実践のアウトカムとは

　本章-1「課題・疑問を形式化する」でも触れたように，アウトカムとは結果，成果のことである．医療でいえば，糖尿病の薬を飲むことによって，その後の血糖値の改善度や，糖尿病の進行とともにみられる合併症の発生率がどうなったかということ，つまり治療や看護ケアなどによる臨床上の成果をさす．

　EBP の最初のステップで研究疑問を設定するうえで，既に実施するケアに関連したアウトカムは設定されているはずである．通常は，そのアウトカムと同様のアウトカムが臨床においても成果の指標となるが，必ずしも一致しないこともある．臨床上の成果を評価するうえで適切なアウトカムを設定するために注意すべきことは何であろうか．

A 時間経過に注意する

　まず，アウトカムは結果なので，時間経過に気を付けなければならない．つまり，何かの介入を実施した「後」に，結果としてどのようになったのかを評価する必要がある．たとえば，誤嚥性肺炎を防止するために，口腔ケアを実施してその成果をみたい場合，研究上のアウトカムは口腔ケア後の誤嚥性肺炎の発症となる（この場合は予防ケアなので発症は予防の失敗を示し，発症しないほうがよいアウトカムである）．そのため，口腔ケアを始める前に，誤嚥性肺炎がないということを確認する．しかし，誤嚥性肺炎の発症機序を考えると，ケア開始前に誤嚥性肺炎の発症がないというだけで，開始後に発症した誤嚥性肺炎が，本当にケアの失敗が原因で生じたのかは判断できない．

　一般に誤嚥性肺炎は，内因性の感染症である．そのため，感染するための十分な感染源（微生物）があること，そして感染経路があること，そして宿主の免疫力が低いことのいずれの要因も満たしているときに発症する．感染経路は唾液や食物の誤嚥が一般的であるが，それがいつから起きているのかはわからないし，発症までの潜伏期間もわからない．たとえば，口腔ケアを開始して2日の時点で発症した場合，口腔ケアの前に感染していなかったという保証はない．つまり，ケアを開始する前から，その患者が誤嚥性肺炎を発症することは決まっていた，あるいは確認できないレベルで発症していた，ともいえる．

　このような場合に「口腔ケアの効果がなかった」と評価してしまうと，本来は効果があるケアを以後実践しないということにつながりかねない．そのような事態をまねかないためには，まずはEBPの4つ目のステップである，エビデンスの目の前の患者への適用可否を慎重に吟味することが重要である．口腔ケア実施前に，フィジカルアセスメント，画像検査，検体検査などによって，誤嚥性肺炎の徴候が現存しないかどうかを見極め，もし徴候がある場合にはそもそも発症予防（一次予防）としての口腔ケアの適用対象とはならない．

B　重要かつ測定可能なアウトカムで評価する

　EBPの元となった研究と同じアウトカムだけでなく，臨床上重要でかつ測定可能なアウトカムに基づいて評価をすることも検討する．たとえば，口腔内の菌量，つまり感染源が口腔ケアによって減ったかどうかは，それが必ずしも誤嚥性肺炎の予防効果を100%示すものではないにしても，リスク要因のコントロール状況を示す指標として有用だろう．そもそも，研究で採用されている「誤嚥性肺炎の発症」というアウトカム（他にも「死亡」「合併症の発症」など起こってほしくないことを研究上のアウトカムにすることは多い）は，臨床的には観察されないことが望ましいのであって，その観点からも研究のアウトカムそのものを臨床上のアウトカムにするのではなく，その代わりとなるアウトカム（代理アウトカム）を設定することも検討しなければならない．

2 ｜ アウトカムの種類

A　プライマリーアウトカム

　アウトカムは，薬剤の効果など，ある介入に関する仮説に対して，通常1つ設定される．これを主要アウトカム（プライマリーアウトカム）という．プライマリーアウトカムとは，ある曝露や介入によって期待される最終の結果のことである．そのため，プライマリーエンドポイントとよぶこともある．

先述の誤嚥性肺炎の発症を防止するための口腔ケアの効果を検証する例でいえば，最終的に期待することは「誤嚥性肺炎の発症率の低下」であるので，プライマリーアウトカムは「誤嚥性肺炎の発症」である．

　研究論文において，何がプライマリーアウトカムに設定されているかは，研究成果を臨床に取り入れ，その評価をするかを検討するうえで重要である．プライマリーアウトカムとして示された評価指標，測定のために使用された手段，そのアウトカムが評価されたタイミングなどが，臨床の場でその介入を実施し，効果を評価する方法と一致あるいは類似していることが望ましい．

B 臨床における代理アウトカム

　先述の誤嚥性肺炎と口腔ケアの例では，プライマリーアウトカムが誤嚥性肺炎の発症として設定されていた．しかし，そもそも「誤嚥性肺炎の発症」というアウトカムは，臨床においては観察されてはならないアウトカムである．一方で，EBPにおいて実施した介入を評価することは重要なステップの1つであり，何らかのアウトカムをもって介入の効果を評価する必要がある．そのような場合には，最終的なプライマリーアウトカムと関連が深く，かつ臨床的に容易に観察できる**代理アウトカム**を設定することがある．

　口腔ケアの例で考えると，前述のように誤嚥性肺炎の発症には，十分な感染源があること，感染経路があること，宿主の免疫力が低いことという3つの要因がある．口腔ケアは，主に，このうちの「十分な感染源があるということ」を防止するものである．そのため，口腔ケアの効果を示すには，誤嚥性肺炎の発症防止まで示せなかったとしても，口腔内の感染源となる口腔内細菌の量が減少するということ，すなわち口腔内細菌量が臨床上のアウトカムとなりうる．

3 アウトカムを評価し，さらなる実践・研究につなげる

　アウトカムを分析することによって，さらなる仮説を生成し，将来の研究や臨床実践の発展に資する情報を得ることができる．

　たとえば，誤嚥性肺炎の発症率をプライマリーアウトカム，代理アウトカムであった口腔内細菌量を**副次アウトカム（セカンダリーアウトカム）**に設定し，両アウトカムともに低下したことが示された口腔ケア介入論文をエビデンスとして，誤嚥性肺炎の発症予防を目的として口腔ケアを病棟で実践する場合を考える．個々の患者に対しては，そもそも誤嚥性肺炎の発症というイベントが測定されないことを目的にケアをするため，口腔内細菌量をケア指標とすることにした．口腔内細菌量を目標レベル以下に保ちながらケアを継続した結果，病棟での誤嚥性肺炎発症患者数は減少したが，その一方で，

口腔内細菌量は目標レベル以下に保たれていたにもかかわらず誤嚥性肺炎を発症した患者もいたとする．このことから，誤嚥性肺炎の発症には，感染源である口腔内細菌量以外の要素も関係していると考えられる．すなわち，唾液の誤嚥などの感染経路の観点からの誤嚥性肺炎予防ケアを検討する必要があるかもしれない．感染経路に関する研究成果を検索したり，検索しても有用なエビデンスが見つからなければ，新たに研究を計画するといったステップに移行する必要も生じるだろう．アウトカムの性質に基づいたケアの評価をすることは，さらなるケア計画や，そのための研究につながりうる EBP の重要なステップなのである．

4 研究論文におけるアウトカムと臨床評価のアウトカム設定の例

実際の研究論文にあるプライマリーアウトカムとセカンダリーアウトカムを紹介しよう．**表Ⅱ-5-1** に，英国国民保健サービス（National Health Service：NHS）の一部である国立健康研究所（National Institute for Health Research：NIHR）が週刊で 1997 年より発行している学術雑誌 Health Technology Assessment に掲載された 2 つの RCT 論文を示した．

これらの研究を見比べてみると，アウトカムの設定は研究目的によって異なることがわかる．EBP においては，まずはエビデンスで設定されたアウトカムが何かを把握したうえで，そのアウトカムが臨床現場における実践の評価指標となりうるかを検討する必要がある．

表Ⅱ-5-1　RCT による介入研究のプライマリーアウトカムとセカンダリーアウトカムの例

筆者	対象	目的	プライマリーアウトカム	セカンダリーアウトカム
Morrison AP et al（2019）	クロザピン（非定型抗精神病薬）耐性の統合失調症患者	認知行動療法の有効性の検討	介入終了後21ヵ月時点での陽性症状と陰性症状の程度→陽性・陰性症状評価尺度（Positive and Negative Syndrome Scale：PANSS）を用いて測定	介入終了後9ヵ月，および21ヵ月の具体的精神症状の程度→精神症状評価尺度（Psychotic Symptom Rating Scales：PSYRATS）を用いて測定
Kinnunen KM et al（2018）	認知症者の介護者	エビデンスに基づいた，睡眠障害に対する非薬物的介入（腕時計型睡眠計によるモニタリングと，全6回の教育セッション）の実現可能性の検討	セッションの参加率	セッションに参加表明した人の割合，追跡できた人の割合，期間中の抗精神病薬の処方

［Morrison AP, Pyle M, Gumley A et al：Cognitive-behavioural therapy for clozapine-resistant schizophrenia：The FOCUS RCT. Health Technology Assessment **23**（7）: 1-144, 2019／Kinnunen KM, Rapaport P, Webster L et al：A manual-based intervention for carers of people with dementia and sleep disturbances：An acceptability and feasibility RCT. Health Technology Assessment **22**（71）: 1-408, 2018 を参考に作成］

A 介入の効果を検討する研究で設定されたアウトカム

Morrison らの研究[1] は，ある治療的介入の効果を検討した典型的な RCT である．薬剤耐性のある統合失調症患者（P）という難しい集団に，認知行動療法（I）が有効であるかどうかを調べている．この研究では，プライマリーアウトカム（O）として，介入終了後 21 ヵ月時点での陽性症状（攻撃的な症状）と陰性症状（うつなどの内向的な症状）の程度を設定している．言い換えれば，陽性症状，陰性症状は 21 ヵ月追跡しなければ認知行動療法の効果を検証できないと判断している．セカンダリーアウトカムとしては，幻聴，妄想といった個別の精神症状について比較的短期（9 ヵ月）の時点も含め測定している．

つまり，この研究では，個別の精神症状よりも，陽性症状と陰性症状の両方がうまいバランスで消失していくことが認知行動療法の効果であり，しかもその効果が長期間にわたって持続することを重視している．そのため，このエビデンスをもとに認知行動療法を臨床実践する際に，数週間，数ヵ月といった単位で効果を評価することは適切ではなく，またそのような短期間での効果を期待して実践するべきではないことがわかる．

B 効果が実証された介入の実現可能性を検討する研究で設定されたアウトカム

一方で Kinnunen らの研究[2] は，主目的は介入の効果ではなく，介入自体がどの程度続くのかという実現可能性を評価している．なぜなら，この研究で採用されている介入は，その効果自体は既に実証されており，その次の課題は，臨床現場でも実施可能であるかどうかだからである．このような，どうすれば臨床で実施できるかを検討する研究のことを実装研究（implementation research）という．

この研究のプライマリーアウトカムは，認知症者を介護する家族の睡眠障害に対するエビデンスに基づく非薬物的介入セッションの参加率である．認知症者の介護者の負担を軽くするための方策はさまざまなものが提案されている．しかし，実際に介護者に聞くと，その方策を実行すればよいのはわかるが，その時間がない，意欲がわかないといったさまざまな理由で実行されていないことがある．この研究は，そのような導入できれば効果がある介入について，実際に導入できるのか，どの程度できるのかということに主眼を置いているため，このようなプライマリーアウトカムが設定されている．

一方でセカンダリーアウトカムとしては，セッションに参加しようとしている人の割合，追跡できた人の割合，期間中の抗精神病薬の処方といった，実際に実現可能かどうかを補完するようなアウトカムが設定されている．睡眠障害による症状の有無を示す薬剤の処方というアウトカムは，介入の効果検証を目的とした研究ではプライマリーアウトカムとなりうるが，本研究の主目的は実現可能性であるため，セカンダリーアウトカムとして設定されて

いる.

　この研究はきわめて実践的であり，そこで示されたエビデンスは，介入の臨床実装に有用である．しかし，実際に臨床現場でこの介入を実施した場合，セッションへの参加率を評価するだけでは，臨床実践の評価としては不十分なことは明らかである．いくらプログラムの参加率がよくても，実際に対象者の睡眠障害が改善されなければ意味がないので，介入効果の評価も欠かしてはならない.

5 | アウトカム設定時の注意点

A 測定しやすさを重視したアウトカムを設定してしまう

　アウトカムの設定時に陥りやすいのは，測定しやすさを重視したアウトカム設定をしてしまうことが挙げられる．具体的な例として，前述したエビデンスに基づいた口腔ケアを病棟で実施する状況を取り上げる.

　例：誤嚥性肺炎予防のために，口腔ケアを病棟に浸透させたいと思っている看護師がいる．しかし，他のスタッフは忙しさを理由に，現状では口腔ケアを十分にできていない状況があった．そこで，その状況を改善するために，口腔ケアの重要性と方法を学習する教育研修を実施し，その研修の効果として研修後の受講者における口腔ケアへの意識の変化を測定した.

　このような実践においてプライマリーアウトカムはどう設定したらよいだろうか．臨床的なゴールは，口腔ケアがきちんと実施され，その結果として誤嚥性肺炎が予防されることである．すなわち，研修後の口腔ケアの実施率，さらには誤嚥性肺炎の発症頻度がアウトカムの候補となる．可能であれば，研修前後での変化や，どれぐらいの期間効果が続くかを検討できれば，より適切に実践の評価ができる．しかし，実際に測定したアウトカムは，研修後の受講者における口腔ケアへの意識の変化であった.

　スタッフを対象にした意識調査は，口腔ケアの実施率や誤嚥性肺炎予防といったアウトカムを測定するよりはるかに容易である．しかし，研修を受けた後に受講者の意識が向上することは自明である．一方で，看護師の意識が上がったからといって，それが実際に実施率の向上や誤嚥性肺炎の予防につながるとは限らない．口腔ケアの実施が目的なのであれば，看護師の意識だけではアウトカムとして適さないのである．測定しやすさを重視して，本来評価すべきアウトカムが二の次となってはならない.

6 エビデンスに忠実なアウトカムを測定するのが難しい

　介入研究は，慎重にデザインされ，さまざまな外的要因が制御された理想的なセッティングで実施される．たとえ測定が困難であっても，それが最良のアウトカムであれば，その測定に資源を投じられ測定される．しかし，そのようなアウトカムの測定が，臨床のセッティングでは実現可能性が低いこともある．

　たとえば，心理面に関する看護問題としてよく挙げられる「ストレス」を考えてみる．介護におけるストレスを減らすことを目的に，アロマセラピーの実施を検討しているとする．この場合，ケアの目的からすると，プライマリーアウトカムはストレスである．しかし，ストレスをどのように，いつの時点で測定すればよいのだろうか．もちろん，実践の根拠となる研究論文で取り扱われているアウトカムに準ずることが基本である．しかし，ストレスにはよいストレスとそうでないストレスがあるので[3]，その測定と解釈にあたっては，さまざまな課題がある．

　このように確かに存在しているが，測定が難しいアウトカムはさまざまなものが存在する．そのような場合，多くは既存の測定尺度を探して，利用可能なものを使うということが考えられる．ストレスについての尺度もさまざまにあるので，その一つ一つを精査して，このセッティングに合うものを探さないといけない．もしくは，ストレスそのものではないが，ストレスがある状態を明確に示しているもの，たとえば「不眠の状況」だとか「食欲」だとか「うつの程度」も代理アウトカムとして考えられる．しかし，やはりプライマリーアウトカムは「ストレス」であるので，できるだけそれに近いものにすべきである．

● 引用文献

1) Morrison AP, Pyle M, Gumley A et al : Cognitive-behavioural therapy for clozapine-resistant schizophrenia : The FOCUS RCT. Health Technology Assessment **23**(7) : 1-144, 2019
2) Kinnunen KM, Rapaport P, Webster L et al : A manual-based intervention for carers of people with dementia and sleep disturbances : An acceptability and feasibility RCT. Health Technology Assessment **22**(71) : 1-408, 2018
3) 渡辺恭良，水野　敬：疲労と回復の科学（おもしろサイエンス），日刊工業新聞社，2018

6 研究をする：エビデンスを「つくる」

これまで本章では，エビデンスを「つかう」プロセスである EBP について述べてきた．EBP は，エビデンスが存在しないことには成立しない．そこで，エビデンスを「つくる」こと，すなわち「研究をして，その結果を公表する」ことが臨床における EBP のために必須となる．臨床家の活動として研究を行うことは，EBP と比べれば優先順位は低い．また，質の高いエビデンスとなりうる研究の計画・実施には，系統立ったトレーニング（大学院の修士課程や博士課程で学ぶなど）を積んだうえで取り組むことが望ましい．一方で，研究がどのようなプロセスを経て実施され，エビデンスとして公表にいたるかを知ることは，エビデンスを解釈するうえで有用である．また，質の高いエビデンスをつくるためには，臨床家と研究者がそれぞれの強みを生かして協働して，臨床上の課題を解決するために，臨床の場での研究（臨床研究）を進めることが必須である．そのためには，臨床家と研究者が，臨床と研究の双方について共通の理解を持つことが重要となる．そのため本項では，臨床家がエビデンスを読み解くことと，研究者と協働することを促進するため，研究のプロセスを概観する．

1 研究計画の立案

A 研究疑問の設定

臨床研究においても，臨床疑問を研究疑問に形式化することは変わりない．臨床家が臨床において直面している課題で，情報を探してみたもののエビデンスが十分でない研究疑問や，研究者の視点から臨床看護を改善するために実施すべきと考えた研究疑問が，「研究をさがす」ではなく「研究をする」ための研究疑問となりうる．

EBP における「研究をさがす」ための研究疑問と，「研究をする」ための研究疑問の異なる点として，研究をするための研究疑問には，その疑問自体に質が求められる点がある．EBP においては，目の前で起こっている臨床課題を解決することが目的であるので，研究疑問がその臨床課題と関連が深ければ深いほど有用なエビデンスとなる．一方で，研究では，臨床で生じている課題をもとに，どのような研究を実施することが，その課題に関連する臨

表Ⅱ-6-1　研究疑問の吟味：FINER

設定した研究疑問が，実行可能（Feasible）で，興味深く（Interesting），新規性（Novel）があって，倫理的（Ethical），そして切実（Relevant）な問題かどうかのチェックポイントの例	
Feasible	**P**：妥当な結果を導くだけの対象者数が集まるか **I**：介入があまりに難しすぎないか **C**：適切な対照群は設定できるか **O**：アウトカムは測定可能か
Interesting	● 科学的・臨床的にも関心が高い研究か ● その研究がなされることで，さまざまな他の研究が進展する基盤となり得るか
Novel	● 先行研究の一般化ができない範囲の研究であるか
Ethical	● 倫理的であるか ● その研究を実施する科学的合理性はあるか
Relevant	● 患者・社会にとって切実な問題か

床の向上につながるかを考える．そのため，実際に研究を計画する前に，研究疑問の質を吟味する必要がある．研究疑問の質を評価する枠組みとして，"FINER（Feasible, Interesting, Novel, Ethical, and Relevant）"が2007年に提唱されている（**表Ⅱ-6-1**）．

Feasible（実現可能か）

　その研究を実行することが現実的に可能であるかどうかを**実現可能性**（feasibility）という．研究にはコスト（時間，人員，金）がかかる．また，臨床研究には，研究疑問に応じた研究参加者（多くの場合は患者）が必要である．たとえ課題を解決するのに理想的な研究疑問が立てられたとしても，コストがかかりすぎたり，参加者が得られなかったりして，実現できなければ意味がない．まずはできる限り課題の解決に直結する研究デザインを計画し，その後に実現可能性に鑑みて計画を修正していくことが必要となる．

Interesting（興味深いか）

　研究は，その成果を公表し，他者によって臨床や研究のさらなる発展のために活用されて初めて価値あるものとなる．そのため，研究疑問は，その研究に携わる人間だけでなく，他者にとっても興味深いものである必要がある．ここでいう「興味深い」とは，「おもしろい」ということを意味するだけではなく，科学的な観点から，もしくは臨床的な観点から，看護の発展に寄与しうると思えることも意味する．

Novel（新規性があるか）

　既に明らかになっていることをなぞるような研究に意味はない．研究疑問を解決している先行研究が存在するのであれば，そのエビデンスをつかったEBPを展開すべきで，同じ研究疑問の研究を繰り返す必要はない．

Ethical（倫理的か）

研究に参加することでの利益は，その研究に参加した本人には基本的にはない．この点は，研究倫理を考えるうえでまず認識しておかなければならない（詳細は後述）．研究による利益とは，その研究がなされることによって，研究疑問に設定された患者が将来現れた場合に，現状よりもよい医療・看護が提供できるようになる可能性があるということである．この利益が，研究参加者に与える負担（身体的負担，時間的負担，心理的負担など）にまさるかどうか，研究の倫理性を吟味するうえで一番の判断基準となる．

Relevant（切実か）

設定した研究疑問が，その領域においてどれぐらい切実な問題なのかは，研究疑問の質を評価するうえで最も本質的なポイントである．その疑問が解決されることがどれぐらい望まれているのか，解決されない場合に患者が被る不利益はどれぐらいなのか，といった視点で，研究疑問を吟味する．もし，その他にも優先すべき切実な課題があり，実現可能なのであれば，それに取り組むべきといえる．

B　研究方法の選択・実施

研究疑問が定まったら，そのための研究デザインを検討する．前述のように，患者に生じる問題の解決に直結しうる研究デザインは，介入研究である．介入研究の中でもランダム化比較試験（RCT）は，単体の研究としては最もエビデンスレベルが高いとされる（p.28，**図Ⅱ-2-2**参照）．しかし，だからといってすぐさまRCTをデザインできるかといえば，そうはならない．RCTは，実際の患者を対象にして，ある介入をする群（介入群）としない群（対照群）に分け，介入後のアウトカムを比較する研究デザインである．ここで実施される介入は，アウトカムを変化させうるという理論的根拠に基づいて設計されている必要がある．具体的には，問題が生じる原因は何で，その原因に対してどのような方法で，どれぐらいの強度・頻度で，どれぐらいの期間で介入を実施すれば問題が解決しうるかというデータに基づいた根拠が必要となる．つまり，RCTを実施するまでには，その前段階として介入ポイントを定めるために，問題の原因を明らかにする観察研究が必要であり，介入設計の根拠となる準実験研究（準介入研究）が必要となる．

文献検索と研究疑問の変更

図Ⅱ-2-2（p.28参照）で示した研究デザインとエビデンスレベルは，しばしばピラミッドの形で表現される（**図Ⅱ-6-1**）．このピラミッドは，上位のエビデンスは下位のエビデンスの積み重ねがあってこそ成立することを意味している．研究疑問を立てたら，まずはその研究疑問についての文献を検索する．この過程はEBPにおける文献検索とまったく同じである．PICO（＝介入研究）の研究疑問を立てたとして，文献が見当たらなかったとする．その場合，「意図している介入研究は新規性がある」と考えられる一方で，「介

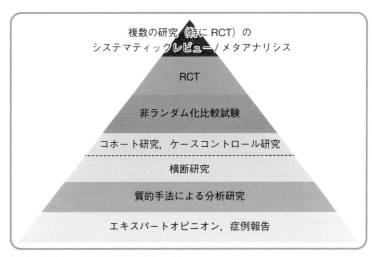

図Ⅱ-6-1　エビデンスピラミッド
RCT：ランダム化比較試験

入研究を実施できるだけの知見が蓄積されていない」と考えることもできる．問題が起こる原因や，その解決方法の候補がわからなければ，介入研究を設計することは不可能となる．そのため，次のステップとして，これらのことが明らかにされているかどうか，研究疑問を変えて文献を探す．このような場合の研究疑問はPECO（＝観察研究）の形をとる．その結果，介入を設計するに足る知見が蓄積されていれば，介入研究の計画を立てるステップに進む．知見が不十分であれば，まず何を明らかにする必要があるかを検討し，観察研究の計画を立てたり，あるいは事例を詳細に分析するステップに進む．

　以上について，EBPをする立場から考えてみると，介入研究のエビデンスを臨床に取り入れるかどうかを検討する際には，その研究が十分な知見の蓄積に基づいて実施されているかどうかを慎重に吟味する必要があることを意味する．具体的には，その論文の「緒言」「背景」部分に，その領域の観察研究の結果が網羅されているか，特に，問題が発生する原因が因果関係を検証できるデザイン（コホート研究など）で示されているかについて吟味する．また，「方法」部分に介入設計（方法，強度，期間など）の根拠が文献をもとに示されているかどうかを吟味する（p.45参照）．

研究計画書の作成

　取り掛かるべき研究疑問が定まったら，研究計画書の作成に着手する．研究計画書は，その研究にかかわるチームのマニュアルとしての役割のほか，外部（研究倫理審査委員会，研究協力施設，助成金団体など）に研究の説明をする役割を持つ．研究計画書に記載すべき項目は，関連する倫理指針（**表Ⅱ-6-2**）に沿うほか，研究デザインによっては記載すべき項目のガイドラインが整備されているため，それに従う．

> **メモ**
>
> たとえば，介入研究では，SPIRIT（標準的なプロトコール項目：介入試験のための推奨，Standard Protocol Items：Recommendations for Interventional Trials）声明2013があり，記載すべき項目のチェックリストが公表されている．

表Ⅱ-6-2　**研究計画書に記載すべき項目（人を対象とする生命科学・医学系研究に関する倫理指針［2023年3月一部改正］）**

①研究の名称

②研究の実施体制（全ての研究機関及び研究協力機関の名称，研究者等の氏名並びに既存試料・情報の提供のみを行う者の氏名及び所属する機関の名称を含む）

③研究の目的及び意義

④研究の方法及び期間

⑤研究対象者の選定方針

⑥研究の科学的合理性の根拠

⑦第8の規定#によるインフォームド・コンセントを受ける手続等（インフォームド・コンセントを受ける場合には，同規定による説明及び同意に関する事項を含む）

⑧個人情報等の取扱い（加工する場合にはその方法，仮名加工情報又は匿名加工情報を作成する場合にはその旨を含む）

⑨研究対象者に生じる負担並びに予測されるリスク及び利益，これらの総合的評価並びに当該負担及びリスクを最小化する対策

⑩試料・情報（研究に用いられる情報に係る資料を含む）の保管及び廃棄の方法

⑪研究機関の長への報告内容及び方法

⑫研究の資金源その他の研究機関の研究に係る利益相反，及び個人の収益その他の研究者等の研究に係る利益相反に関する状況

⑬研究に関する情報公開の方法

⑭研究により得られた結果等の取扱い

⑮研究対象者等及びその関係者が研究に係る相談を行うことができる体制及び相談窓口（遺伝カウンセリングを含む）

⑯代諾者等からインフォームド・コンセントを受ける場合には，第9の規定#による手続（第8及び第9の規定#による代諾者等の選定方針並びに説明及び同意に関する事項を含む）

⑰インフォームド・アセントを得る場合には，第9の規定#による手続（説明に関する事項を含む）

⑱第8の7の規定#による研究を実施しようとする場合には，同規定に掲げる要件を満たしていることについて判断する方法

⑲研究対象者等に経済的負担又は謝礼がある場合には，その旨及びその内容

⑳侵襲を伴う研究の場合には，重篤な有害事象が発生した際の対応

㉑侵襲を伴う研究の場合には，当該研究によって生じた健康被害に対する補償の有無及びその内容

㉒通常の診療を超える医療行為を伴う研究の場合には，研究対象者への研究実施後における医療の提供に関する対応

㉓研究に関する業務の一部を委託する場合には，当該業務内容及び委託先の監督方法

㉔研究対象者から取得された試料・情報について，研究対象者等から同意を受ける時点では特定されない将来の研究のために用いられる可能性又は他の研究機関に提供する可能性がある場合には，その旨，同意を受ける時点において想定される内容並びに実施される研究及び提供先となる研究機関に関する情報を研究対象者等が確認する方法

㉕第14の規定#によるモニタリング及び監査を実施する場合には，その実施体制及び実施手順

#：各種規定の詳細は下記文献を参照のこと．

［文部科学省，厚生労働省，経済産業省：人を対象とする生命科学・医学系研究に関する倫理指針（令和5年3月27日一部改正），〔https://www.mhlw.go.jp/content/001077424.pdf〕（最終確認：2023年4月14日）より引用］

2 ｜ 研究を計画・実施するうえでの注意点

　研究成果は，論文として公表され，そこに示されたエビデンスをもとに臨床家が実践することによって患者に届けられる．研究をするうえでも，その先には患者をはじめとする看護の対象となる人々がいることを意識し，細心の注意をはらって計画・実施する必要がある．

A 研究デザインの妥当性

　研究デザインは，単に「横断研究」「後ろ向きコホート研究」「インタビュー研究」といったような，研究のかたちのみを示すのではなく，対象者の選定，研究参加の依頼方法（リクルート方法），収集するデータと収集方法，分析方法，結果のまとめ方など，研究実施にかかわるすべての要素をさす．研究をデザインするうえで最も重要なことは，その妥当性を確保することである．妥当性には，大きく分けて内的妥当性と外的妥当性がある．内的妥当性は，その研究による因果関係（曝露［exposure］とアウトカムとの間に関連がある，または介入［intervention］によってアウトカムが変化する）の推論がどれぐらい適切かをさす．内的妥当性が低い研究デザインでは，因果関係を見出せなかったり，誤った結論を導いてしまったりすることがある．外的妥当性は，一般化可能性ともいわれ，その研究から導かれた結果が，その研究の対象集団以外の集団に対してどれぐらい当てはまるかをさす．外的妥当性が低い研究では，その論文の中で得られた結果が，それ以外のセッティング（例：「地域が違う」「対象者の年齢層が違う」など）では再現されにくくなる．EBPの観点からすると，外的妥当性が低い研究によるエビデンスは，自分が置かれた環境で再現されにくいため臨床に取り入れない，という意思決定をすることになる．

B 倫理的配慮：対象者の保護

　研究を実施するうえでは，研究に参加する対象者の保護は最優先に考える必要がある．ここで，目の前の患者の利益を最優先に考えるのであれば，研究に参加させない，ということが最も適切な方法となる．なぜなら，研究に参加することによる直接的な利益は研究参加者にはなく，時間的な制約や，場合によっては研究に参加することによって身体的・心理的苦痛を伴う可能性すらあるからである．ではなぜ臨床研究への参加を患者に依頼することが倫理的に許容されるのか．臨床研究は，最終的に臨床上の問題を解決することを目指して実施される．研究によって導かれた結果は，研究に参加してくれた患者に発生している問題そのものを解決するには不十分かもしれないが，解決手段に一歩近づくことにつながるかもしれない．つまり，研究によって利益を得るのは，研究に参加している目の前の患者ではなく，未来の

メモ

たとえば，新薬の開発研究であれば，その薬に効果があるという保証はなく（たとえ効果があったとしても結果論），RCTデザインで実施される場合は，対象者の半分（1：1デザインの場合）は対照群としてプラセボ（偽薬）投与や，従来治療を受けることとなり，研究参加者に新たな利益は発生しない．

患者なのである．研究の計画・実施にあたっては，研究参加者に生じうる害やリスクを最小化しつつ，その研究がなされることによる未来の患者への利益とのバランスを考えなければならない．そのためには，「ヘルシンキ宣言」*や「人を対象とする生命科学・医学系研究に関する倫理指針」（**表Ⅱ-6-2**）など研究倫理に関連する指針を理解し遵守することが，倫理的配慮に基づいた研究の基本となる．

＊ヘルシンキ宣言
世界医師会（World Medical Association：WMA）総会で採択された，研究倫理の指針である「ヒトを対象とする生物医学的研究に携わる医師のための勧告」．1964年にヘルシンキで実施された総会において採択されたため，ヘルシンキ宣言とよばれる．

C　データ収集と分析の基本的な考え方

看護領域の研究では，実に多様なデータを扱う．さらに，関心のあるデータによって，その収集方法も異なる．身体的・生理的データであればそのデータに合わせた測定機器を用いるであろうし，患者の主観による指標（patient reported outcome：PRO）であれば，自記式質問紙やインタビューが適している．そのほかにも，研究者が対象者の言動をときには録画や録音を用いて観察して記録したり，対象者に深いインタビューをしたり，あるいは電子カルテ上の情報を収集したり，さまざまな方法をとりうる．重要なのは，研究疑問を解決するのに適したデータを，最適な方法で収集しているかどうかである．たとえば，整形外科手術（人工股関節置換術）後のquality of life（QOL）に関連する要因は何かを探る，探索的な目的を持った研究を考える．PECOで整理されるような，仮説を検証するタイプの研究疑問であれば，QOLを数値化するために開発された自記式の尺度（scale）で測定する必要がある．QOL尺度も，全般的なQOLを測定する包括的尺度と，整形外科手術後のQOLに特化した疾患特異的尺度があり，どの尺度を用いるかは研究疑問に合わせて適切に選択する必要がある．もし，QOLに関連する要因について仮説が立てられるほどの知見がない場合には，人工股関節置換術を受けた患者の術後から現在にいたるまでの経過について，インタビューや観察により記録して分析することで，QOLが変化するプロセスと，それに関連しうる因子を挙げるような研究手法をとるべきである．どのようなデータをどのような方法で収集するかは，研究疑問によっておのずと定まるものであることに注意したい．

D　研究成果を公表する

研究は，その成果を公表して初めてエビデンスとなり，EBPに活用される．成果を公表するまでが研究であることを忘れてはならない．EBPでは，エビデンスの批判的吟味を行ったうえで臨床において活用するかどうかの意思決定をすることは既に述べた．逆に言えば，公表される論文は，批判的吟味を受けるための十分な情報を含んでいなければならない．論文に記載すべき項目は，採用した研究デザインによって異なるが，かつては何を記載するかは個々の研究者の判断に任されていた．そのため，公表されている論文の質を吟味しようにも，十分な情報がない，というようなことが起こっていた

表Ⅱ-6-3 研究デザイン別の「報告すべき項目」のガイドライン

研究デザインの種類	ガイドラインの名称と URL（2023 年 3 月現在）
システマティックレビュー，RCT のメタアナリシス	PRISMA（http://www.prisma-statement.org/）
RCT	CONSORT（https://www.consort-statement.org/）
非ランダム化比較試験	TREND（https://www.cdc.gov/trendstatement/index.html）
分析疫学的研究（コホート研究）	STROBE（https://www.strobe-statement.org/）
分析疫学的研究（ケースコントロール研究，横断研究）	同上
記述研究（症例報告やケースシリーズ）	CARE（https://www.care-statement.org/）
質的研究	SRQR（https://pubmed.ncbi.nlm.nih.gov/24979285/）

RCT：ランダム化比較試験

（たとえば「介入の設計根拠が書かれていない」など）．現在は，研究デザインごとに，報告すべき項目を定めたガイドラインが定められており（**表Ⅱ-6-3**），それに従って論文を執筆することが望ましい．たとえば，RCT では CONSORT 声明[*]に則って論文を執筆することにより，読者にその論文の質を吟味するだけの情報を与えることができる．

執筆した論文を学術雑誌に投稿し，査読を受けて受理されれば，初めてその研究成果が社会に還元されることとなる．雑誌によっては受理率が数％にしか満たないような厳しいものもあり，決して簡単な道のりではない．簡単ではないがゆえに，質の高いエビデンスのみを世に送り出すことによって，医療・看護の質の向上を目指すシステムとして機能しているといえる．一方，学術団体がおおよそ年に 1 回開催している学術集会での研究成果の公表（いわゆる「学会発表」）も，研究成果の公表の場であるといえる．しかし，学会発表では，学会会場にいた人にしか成果を伝えられないし，会場にいない人には数百字程度の抄録でしか成果を伝えられない，といった限界がある．そのため，研究成果は論文の形で公表することを心がけたい．EBP の観点から学会発表について考えると，学会発表の査読は多くの場合，体裁が整っているか，倫理的な問題点がないか，などの最低限の査読にとどまっているため，査読によってその質が吟味されているとはいいがたいことには注意する必要がある．

エビデンスを「つかう」ことが染みついてくると，「エビデンスが不足している」と感じることが増えてくる．看護領域の EBP の重要性に関する認識はいまだ浸透しているとはいえず，臨床研究も医学領域と比して圧倒的に少ないのが現状である．エビデンスを「つくる」必要性を感じたら，研究について系統的に学ぶ道も選択肢の 1 つとして考えるとよいだろう．

＊CONSORT 声明
ランダム化比較試験を報告する論文において記載すべき事項をまとめたガイドライン．CONSORT は Consolidated Standards of Reporting Trials の略．

✎ メモ
査読を経ているからといって，必ずしも質が担保されているわけではないので，批判的吟味は重要である．

✎ メモ
医学中央雑誌（医中誌 Web）で文献を検索すると，学会発表の抄録も検索結果に表示される．そのような文献は，文献タイプが「会議録」として登録されている．

第Ⅲ章 さまざまな研究方法の文献（論文）を読む

　研究にはさまざまな手法があり，それぞれ強みと弱みがあるため，それを理解して活用することが重要である．本章では，代表的な研究手法を用いて書かれた論文を題材に，臨床疑問をEBPに結び付けるプロセスを例示する．

1 ｜ 横断研究

1-1 ｜ 臨床疑問（CQ）

　あなたは，特別養護老人ホームで入所中の認知症の利用者を担当している．その利用者は入浴介助や更衣介助の際に介護抵抗があり，かかわり方の工夫や環境調整などさまざまなアプローチをしてきたが，改善がみられなかった．そこで，カンファレンスをもったところ，このまま介護抵抗が続くことはスタッフと利用者の双方にとって不利益であるので，専門医療機関へ入院して，薬物治療をしてもらったほうがよいのではないかという意見があった．介護抵抗という行動心理学的徴候（behavioral and psychological symptoms of dementia：BPSD）を有する認知症患者への一時的な専門医療機関での治療が，その後の療養改善につながるかどうかの根拠が必要と考えたあなたは，文献検索のための研究疑問（RQ）を【BPSDを呈する施設入所認知症患者への入院治療は，患者アウトカムを向上させるだろうか？】と立て，まずは「入院」「認知症」「入所施設」「BPSD」を統制語・キーワードとして文献を検索したところ，次の文献が見つかった．

> **メモ**
> 本章では研究疑問（RQ）を【　　　】で示す．

> **メモ**
> ＊はメインディスクリプタマークといい，メジャー統制語（p.35参照）に付く．

論文タイトル：入所施設の認知症の行動心理学的徴候（BPSD）で入院を依頼する要因の実態調査
医中誌シソーラス：質問紙法；保健医療従事者；＊行動症状；＊認知症；＊入院；重症度指標；＊社会福祉；＊精神症状
医中誌 ID：2012102199
＜抄録＞

目的：認知症患者が利用する施設である，特別養護老人ホーム，介護老人保健施設，グループホームにおいてケアスタッフが対応困難となり専門医療機関に入院依頼を検討するBPSDの内容を明らかにすることを目的とした．
方法：BPSDの測定尺度である日本語版NPI-NH（Neuropsychiatric Inventory in Nursing Home）を基に作成したアンケートを大阪府下の入所・入居施設977施設に郵送した．
結果：回収率は41.0％であった．入院依頼を検討するBPSDは「興奮」が全施設の77.1％と最も多かった．その下位項目は「他人を傷つけたり，殴ったりしようとする」が最も多かった．次に多かったBPSDは「食欲と食行動の変化」で44.0％であった．その下位項目では「体重減少」や「食欲不振」が最も多かった．その他にも「夜間徘徊」などの迷惑行為が多かった．
結論：対応困難で入院依頼を検討するBPSDに共通してみられる特徴は，他の入所・入居者に影響があるものであった．また，異食などの行動異常よりも体重減少や食欲不振などの身体的問題になりうるものも入院依頼を検討する要因であることがわかった．

［矢山　壮，繁信和恵，山川みやえほか：入所施設の認知症の行動心理学的徴候（BPSD）で入院を依頼する要因の実態調査．老年精神医学雑誌 **22**（12）：1413-1421，2011より許諾を得て転載］

1-2 この論文の研究疑問（RQ）

【（P）特別養護老人ホームに入所している認知症患者において，（E）どのような BPSD がある場合に，（C）BPSD がない場合と比較して，（O）専門医療機関への入院が必要となるか？】

A 結果は何か？：研究のデザインと結果を読み取る

　本研究では，大阪府下の認知症患者が入所する施設である特別養護老人ホーム，老人保健施設，グループホーム，全 977 施設へ調査票を送付している．調査票は各施設代表者へ郵送し，実際にケアにあたっているスタッフと協議して回答するように調査票で説明している．調査項目は NPI-NH の 12 項目の BPSD である「妄想」「幻覚」「興奮」「うつ」「不安」「多幸」「無為・無関心」「脱抑制」「易刺激性」「異常行動」「夜間帯行動」「食欲と食行動の変化」とそれぞれの下位項目である具体的な BPSD の内容である．

　入院依頼を検討する BPSD で最も多かったのは「興奮（77.1％）」で，次いで「食欲と食行動の変化（44.4％）」「脱抑制（35.7％）」が多かった．「興奮」の中でも「他人を傷つけたり，殴ったりしようとする」「その他，攻撃的なあるいは興奮した行動をする」などの暴力行為や攻撃性，破壊行動は入院依頼を検討するものであったが，「非協力的で他からの介護を拒否する」「介護をしようとしたときに混乱したり，入浴や更衣などの活動を拒否したりすることがある」などの介護抵抗や介護拒否は入院依頼を検討するものではなかった（図Ⅲ-1）．この結果から自傷他害，特に他の入所・入居者に対し影響のおそれがあるものに関しては入院依頼を検討するが，介護抵抗や介護拒否に関しては施設内で対処できるものであると考えられると筆者らは述べている．

B 結果は妥当か？：この研究で明らかにしたいものが明らかにできているかを考える

　本研究の調査票では，入院依頼を検討する BPSD の調査項目として，NPI-NH を使用している．NPI-NH は認知症患者の BPSD を評価する尺度であり，信頼性* ・妥当性* は確立されている[1, 2]．この研究では，認知症患者の個々人の BPSD 評価ではなく，入院依頼を検討する症状のリストとして NPI-NH 項目を利用している．このような使用法は NPI-NH の本来の使用法ではない．しかし，NPI-NH で挙げられている BPSD 項目は，実際の患者における BPSD をよく反映しており，今回の調査項目に用いることは妥当であると考えられる．

　本研究は 1 自治体の施設のみであり，本研究の結果が全国の入所施設すべてに一般化できるとは限らず，自施設の地域性を考慮して結果を解釈する必要がある．

　また，本研究の回収率は 41.0％であり，高いとはいえない．対応困難な

＊信頼性
測定したい値をズレがなく測定できるか．

＊妥当性
測定したいものを実際に測定できるか．

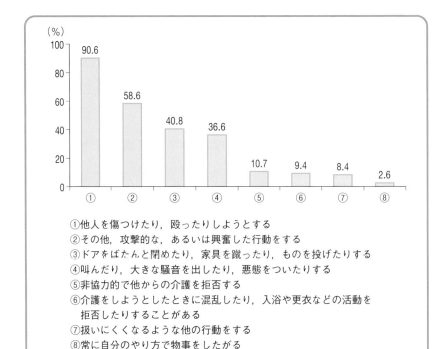

図Ⅲ-1　興奮に対し入院依頼を検討する割合とその内訳
［矢山　壮，繁信和恵，山川みやえほか：入所施設の認知症の行動心理学的徴候（BPSD）で入院を依頼する要因の実態調査．老年精神医学雑誌 **22**（12）：1413-1421，2011 より許諾を得て転載］

BPSD が少ない施設や，本研究で着目したような問題に関心の低い施設は回答しなかった可能性があり，バイアスに注意する必要がある．

　以上の限界はあるものの，標準化された指標を用いて各施設代表者が BPSD と入院依頼を評価した本研究は，対象施設における実態を正確に示していると考えられる．

C　結果をどのように活用できるか？：自分の状況に当てはまるか，活用するときの注意点を考える

　本来の RQ である，BPSD に対する入院加療がその後の療養に与える影響を直接的に示した研究は見当たらなかった．しかし，本研究で示された入院要因は，主として自傷他害に関連しており，介護抵抗や介護拒否によって入院依頼を検討することは少ないことがわかった．筆者らは，介護抵抗は施設内で対処できるものであると考察しており，入院加療という選択肢にとらわれない必要がある．さらに，BPSD への対応については非薬物的アプローチを原則として取ることを推奨するエビデンスが引用されており，施設でのケアを見直すことによって介護抵抗を示す入所者への対応が向上しうることがわかった．

　本研究結果を特別養護老人ホームで参考にするときに留意しなければなら

ない事項がいくつかある.

1つ目は, 本研究の対象施設は特別養護老人ホーム, 介護老人保健施設, グループホームと3種類の施設を対象にしている点である. 施設の種類により認知症患者を受け入れる体制や方法が異なり, 治療に関する制限もあるため, 入院依頼を検討する対応困難なBPSDは異なる可能性がある. そこで, 入院依頼を検討する対応困難なBPSDを施設別に調査した研究もみてみると, 特別養護老人ホーム, 介護老人保健施設, グループホームのいずれの施設においても, 入院依頼を検討するBPSDで最も多かったのは「興奮」で, 3種類の施設間の入院依頼の割合に有意差はみられなかった(「妄想」「幻覚」などでは施設間で有意差がみられた)[3]. 「興奮」の8つの下位項目においても, 施設の種類により入院依頼の割合には有意差がみられなかった. よって, 本研究で示された他の入所・入居者に対する暴力行為や攻撃性, 破壊行動は入院依頼を検討するものであるが, 介護抵抗や介護拒否は入院依頼を検討するものでなかったという結果は施設により違いはないと考えられる.

2つ目は, 本研究の限界として述べられているように, 本研究では入院依頼を検討するBPSDの種類を調査しており, 実際に入院依頼したときの認知症患者のNPI-NHの評価を調査したものではない点である. そのため, 検討の結果入院が必要でないと判断された患者も多いことに留意し(実際の入院依頼は平均0.57件/年), すべての要因について安易に入院加療を検討するのではなく, まずは施設内での対応を検討する努力が必要である.

1-3 | EBP（根拠に基づいた実践）

翌日のカンファレンスで, あなたはこの論文の結果をスタッフと共有し, かかわり方の工夫や環境調整の方法など, ケアの内容についてさらに検討する必要性について提案した. スタッフは, 介護抵抗が入院加療の検討要因になることが少ないことに多少の驚きをみせたが, 一方で, 自施設の中で対応できるようにしたいという思いを持っていることもわかった. しかし, これまでにも多様なアプローチをしてきた末での入院加療の検討であったため, 「これ以上どうすれば…」という発言もカンファレンスの中で聞かれた. そこであなたは, 次なるCQとして《介護抵抗のある認知症患者に有効な非薬物アプローチは何か?》を挙げ, 論文検索を進めることにした.

メモ

本章では臨床疑問（CQ）を《　》で示す.

● 引用文献
1) 繁信和恵, 博野信次, 田伏　薫ほか：日本語版NPI-NHの信頼性・妥当性の検討. BRAIN and NERVE 新研究の進歩 **60**(12)：1463-1469, 2008
2) Wood S, Cummings JL, Hsu MA et al：The use of the neuropsychiatric inventory in nursing home residents. Characterization and measurement. American Journal of Geriatric Psychiatry **8**(1)：75-83, 2000
3) 矢山　壮, 繁信和恵, 山川みやえほか：大阪府における施設別の入院依頼割合の高いBPSDの種類. 老年精神医学雑誌 **23**(6)：731-738, 2012

2 ケースコントロール研究

2-1 臨床疑問（CQ）

　あなたの病棟は転倒転落のインシデントが多く，カンファレンスでは転倒転落対策がテーマに取り上げられることが多い状況だった．病棟では全病棟で使用されている転倒転落アセスメントシートを使っていたが，アセスメントにあまり役立っていないように感じる看護師が多く，多くのスタッフが問題意識を抱いていた．そこで，文献検索のためのCQを≪転倒転落アセスメントシートの項目をもっとよいものにできないだろうか？≫とし，そこから【入院患者において，どのような要因があると転倒転落のリスクが上がるか？】という探索的な研究疑問（RQ）を挙げ，「転倒・転落」「リスク評価」を統制語・キーワードとして文献を検索したところ，次の文献が見つかった．

論文タイトル：転倒転落アセスメント項目の検討－症例対照研究による有用性の評価，と応用

医中誌シソーラス：車椅子；精神運動性興奮；オピオイド系鎮痛薬（治療的利用，毒性・副作用）；*転倒・転落；杖；歩行器；ロジスティックモデル；症例対照研究；ROC曲線；マッチドペア分析；リスク評価；*インシデント・レポート

医中誌ID：2014161573

＜抄録＞

　転倒転落事故は骨折等重症の事故が多くを占め，解決の難しい課題であることが知られており，事故発生に関与する因子についてはさまざまな検討がなされている．リスクアセスメントは解決しうる課題の1つで，その病院にふさわしいアセスメントが行われているかの検証と改善が望ましい．

　国立病院機構仙台医療センターの入院患者に対して，転倒転落事故防止を目的として実施したアセスメントシート41項目の事故発生予測効果を症例対照研究（ケースコントロール研究）により検討した．3ヵ月間にアセスメントシートを作成した患者中，転倒転落事故発生例82例を「症例」とした．年齢，性別，入院病棟をマッチング*し，「症例」に対して各3例を目標に計234例を対照として設定した．転倒転落のオッズ比*を算出したところ95％信頼区間*の下限値が1を超えた項目は16項目で，99％信頼区間の下限値が1を超えた項目は9項目であった．多重ロジスティック回帰分析*では，「衣服の着脱などに介助が必要である」「過去，入院中に転倒・転落したことがある」「不穏行動がある」「車椅子・杖・歩行器・手すりを使用する」「麻薬を使用中」の5項目が有意であった（p*＜0.05）．ケースコントロール研究は，比較的少ない作業量で簡便に行うことができるので，実際に使用しているアセスメントスコアの有用性を確認するために推奨しうる方法であり，アセスメント項目の改訂にも有用であった．

［赤間紀子，武田和憲，島村弘宗ほか：転倒転落アセスメント項目の検討－症例対照研究による有用性の評価と応用．日本医療マネジメント学会雑誌 **14**（4）：171-178，2014 より許諾を得て転載］

2-2 この論文の研究疑問（RQ）

【（P）入院患者で，（E）転倒転落アセスメントシートの特定項目に当てはまる人は，（C）当てはまらない人に比べ，（O）転倒転落を起こしやすいか？】

＊マッチング
p.140，第Ⅳ章-3-2「ケースコントロール研究」参照．

＊オッズ比
p.132，第Ⅳ章-2「基本的な統計の知識」参照．

＊信頼区間
標本から得られた結果から母集団の結果を推定（区間推定）する際の推定値の精度を示すもので，通常95％や99％の信頼水準が用いられる．95％信頼区間は，区間推定を100回行った際に95回はその区間が母集団の結果を含むことを意味する．

＊ロジスティック回帰分析
p.136，第Ⅳ章-2「基本的な統計の知識」参照．

＊p値
p.130，第Ⅳ章-2「基本的な統計の知識」参照．

転落の発生を予測するアセスメント項目を検討した．また，ROC曲線＊を用いて，各項目の得点についても検討した．本アセスメントシートは13項目から構成され，簡便で，臨床で活用しやすいツールであると考えられる．

　本研究の調査実施施設は，698床で平均在院日数約15日の急性期病院であり，調査実施前から転倒転落対策としてアセスメントシートの活用や，アセスメント結果を基に予防対策が講じられていたと「序文」に記載がある．そのため，既に転倒リスクが抑制された環境でのさらなる予防の取り組みであることには留意する必要がある．現時点で転倒に対する取り組みがなされていないような施設では，まずは基本的な対策を講じる必要がある．そのうえで，アセスメントシート項目にあるような患者特性をふまえた対策を講じるとよい．

2-3 EBP（根拠に基づいた実践）

　この論文を参考に，あなたの施設で活用されている転倒転落アセスメントシートの項目を見直すことにした．論文中で取り上げられていた「衣服の着脱などに介助が必要である」「麻薬を使用中」は現在使用中のアセスメントシートには含まれていなかった．実際に，カンファレンス記録を見返してみると，がん患者の多い自病棟では，これらの属性を有した患者が挙げられていることが多かったため，アセスメント項目として加えることにした．一方，「看護師の直感」については，自病棟ではスタッフによって転倒の危険予測の質にばらつきが大きく，デメリットがあると考えられたため，追加を見送った．まずは，これらを追加したアセスメントシートを試用し，その後，元々のアセスメントシートには含まれるが，あまり役に立っていそうにないと看護師が感じており，かつ文献でも取り上げられていない項目を削除することを計画している．

＊ROC曲線

Receiver operating characteristic曲線の略．新しく開発された検査方法の優劣を判断するためにその検査方法の感度・特異度を視覚的に表したもので，カットオフ値の設定に活用できる．縦軸が感度，横軸が偽陽性率（1−特異度）であり，各カットオフに対する感度・偽陽性率がプロットされ，曲線が左上方に位置するものが理想的である．

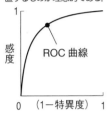

3 ┃ 後ろ向きコホート研究

3-1 ┃ 臨床疑問（CQ）

　あなたは，産科外来で妊婦検診を担当している．保健指導の際，喫煙している妊婦から，「喫煙することで，おなかの赤ちゃんにはどんな悪影響があるのですか？」と尋ねられた．あなたは，「酸素や栄養がいきわたりにくくなり赤ちゃんが発育しづらくなります．また，流産や死産のリスクが高くなることや，赤ちゃんが生まれてくるときに体が小さくなってしまう可能性があります」と答えたが，≪本当にそれだけなのかな？ 生まれてきてからは影響がないのかな？≫と疑問を抱いた．そこで，あなたは文献検索のための研究疑問（RQ）を【妊娠中の喫煙は，出生後の児の発育にどのように影響するのか？】と立て，「妊娠中」「母親」「喫煙」「発育」を統制語・キーワードとして文献を検索したところ，次の文献が見つかった．

論文タイトル：母親の喫煙による子どもの出生時および出生後の身体計測値への影響
医中誌シソーラス：回帰分析；*喫煙；胸郭；経産回数；出生体重；哺乳びん栄養補給；身長；父；帝王切開術；頭部計測法；妊娠高血圧症候群；*妊娠期；*母；分散分析；自然分娩；母乳栄養；*身体計測；乳幼児健康診査
医中誌 ID：2015251300

＜抄録＞
目的：本研究では，4か月児健康診査のデータベースの分析から，母親の喫煙が児の出生時の身体計測値（体重，身長，頭囲，胸囲）ならびに出生後の発育にどのように影響するかを明らかにすることを目的とした．
方法：本研究で用いたデータベースは，4か月児健康診査を受診した児の健診データのうち，個人情報をすべて除外し，連結不可能匿名化*したデータファイルを用いた．統計解析には，母親の喫煙と児の身体計測値を重回帰分析*などを用いて分析した．
結果：3,494人の単胎児のデータを分析対象とした．妊娠中に喫煙をしていた母親は全体の2.9%であった．妊娠中の母親の喫煙は，他の要因の影響を調整しても，出生体重，出生身長，出生頭囲と有意な関連が認められた．さらに，4か月児健康診査時の身長および頭囲においても関連が認められ，喫煙していた母親から出生した児は，喫煙していなかった母親から出生した児よりも有意に身長および頭囲が小さく，他の要因を調整しても有意であった．
結論：妊娠中の母親の喫煙は，出生時の身体計測値のみならず，4か月児健康診査時の身長や頭囲にも影響していることが明らかとなり，禁煙支援のための対策をさらに強化する必要性が示された．

［横山美江，杉本昌子：母親の喫煙による子どもの出生時および出生後の身体計測値への影響．日本看護科学会誌 **34**（1）：189-197，2014 より許諾を得て転載］

3-2 ┃ この論文の研究疑問（RQ）

【（P）4か月児において，（E）母親が妊娠中に喫煙した場合は，（C）母親が妊娠中に喫煙しなかった場合に比べて，（O）体重，身長，頭囲，胸囲の発育に影響があるのか？】

＊連結不可能匿名化
情報から個人情報を切り離し，誰の情報かわからないようにする操作（＝匿名化）のうち，個人情報との再照合を不可能にする方法．

＊重回帰分析
p.137，第Ⅳ章-2「基本的な統計の知識」参照．

A 結果は何か？：研究のデザインと結果を読み取る

本研究は，A市において2007年10月から2014年6月までに4か月児健康診査を受診した児のデータを調査対象集団（コホート）とした後ろ向きコホート研究で，母親の喫煙と出生時および出生後4か月時点での児の身体計測値（体重，身長，頭囲，胸囲）の関連について，*t*検定*，重回帰分析を用いて分析している.

*t検定

p.130，第Ⅳ章-2「基本的な統計の知識」参照.

妊娠中に喫煙していた母親は全体の2.9%であった. 妊娠中に喫煙していた母親から出生した児は，喫煙していなかった母親から出生した児よりも有意に出生体重が軽く，身長，出生頭囲，出生胸囲が小さかった（**表Ⅲ-1**）. 4か月児健康診査受診時点においては，妊娠中に喫煙していた母親から出生した児は，喫煙していなかった母親から出生した児よりも有意に身長と頭囲が小さかった（**表Ⅲ-2**）.

次に，出生時の身体計測値の関連要因を分析するために，出生時の身体計測値を従属変数，妊娠中の母親の喫煙とその他の関連要因を独立変数とした重回帰分析を行った. 出生体重への影響の大きさを示す標準偏回帰係数では「妊娠中の母親の喫煙」「在胎週数」「妊娠高血圧症候群」「性別」「出産歴」で有意であった. 同じく有意であったものは，出生身長では「妊娠中の母親の喫煙」「在胎週数」「妊娠高血圧症候群」「性別」「出産歴」，出生頭囲では「妊娠中の母親の喫煙」「在胎週数」「分娩方法」「性別」「出産歴」，出生胸囲では

表Ⅲ-1　2つの群の児で身体計測値の差が統計学的に有意であったもの（出生時）

身体計測項目	喫煙していた母親から出生した児	喫煙していなかった母親から出生した児	*p*値
体重（g）	2954.8±410.7	3052.7±388.8	*p*=0.013
身長（cm）	47.8±1.95	48.5±2.05	*p*<0.001
頭囲（cm）	32.5±1.48	32.9±1.47	*p*=0.004
胸囲（cm）	31.2±1.62	31.5±1.73	*p*=0.045

［横山美江，杉本昌子：母親の喫煙による子どもの出生時および出生後の身体計測値への影響. 日本看護科学会誌 **34**（1）：189-197，2014を参考に作成］

表Ⅲ-2　2つの群の児で身体計測値の差が統計学的に有意であったもの（4か月児健康診査時）

身体計測項目	喫煙していた母親から出生した児	喫煙していなかった母親から出生した児	*p*値
身長（cm）	61.6±2.13	62.2±2.19	*p*=0.004
頭囲（cm）	40.6±1.13	40.9±1.25	*p*=0.023

［横山美江，杉本昌子：母親の喫煙による子どもの出生時および出生後の身体計測値への影響. 日本看護科学会誌 **34**（1）：189-197，2014を参考に作成］

表Ⅲ-3　各身体計測値において関連が統計学的に有意であった要因と標準偏回帰係数（出生時）

要因	身体計測項目			
	体重	身長	頭囲	胸囲
妊娠中の母親の喫煙	−0.040	−0.054	−0.051	−
在胎週数	0.527	0.483	0.340	0.471
妊娠高血圧症候群	−0.055	0.039	−	−0.055
分娩方法	−	−	0.171	0.049
性別	−0.158	−0.178	−0.168	−0.095
出産歴	0.151	0.062	0.151	0.152

関連性が有意な要因にのみ標準偏回帰係数を記載している.
［横山美江, 杉本昌子：母親の喫煙による子どもの出生時および出生後の身体計測値への影響. 日本看護科学会誌 **34**（1）：189-197, 2014 を参考に作成］

表Ⅲ-4　各身体計測値において関連が統計学的に有意であった要因と標準偏回帰係数（4か月児健康診査時）

要因	身体計測項目			
	体重	身長	頭囲	胸囲
妊娠中の母親の喫煙	−	−0.044	−0.056	−
在胎週数	0.158	0.247	0.156	0.100
妊娠高血圧症候群	−	−	−	−
分娩方法	−	−	0.031	−
性別	−0.336	0.375	−0.461	−0.281
出産歴	0.033	−	−	−
栄養方法	−	0.041	0.049	−
出生後の月数	0.127	0.204	0.170	0.101

関連性が有意な要因にのみ標準偏回帰係数を記載している.
［横山美江, 杉本昌子：母親の喫煙による子どもの出生時および出生後の身体計測値への影響. 日本看護科学会誌 **34**（1）：189-197, 2014 を参考に作成］

「在胎週数」「妊娠高血圧症候群」「分娩方法」「性別」「出産歴」であった（**表Ⅲ-3**）.

　同様に，4か月児健康診査時の身体計測値と関連要因の重回帰分析において，標準偏回帰係数で有意であったのは，体重では「在胎週数」「性別」「出産歴」「出生後の月数」，身長では「妊娠中の母親の喫煙」「在胎週数」「性別」「栄養方法」「出生後の月数」，頭囲では「妊娠中の母親の喫煙」「在胎週数」「分娩方法」「性別」「栄養方法」「出生後の月数」，胸囲では「在胎週数」「性別」「出生後の月数」であった（**表Ⅲ-4**）.

　以上の結果より，妊娠中の母親の喫煙は，出生時の身体計測値のみならず，

4か月児健康診査時の身長や頭囲にも影響していることが明らかとなったと筆者らは結論づけている.

B 結果は妥当か：この研究で明らかにしたいものが明らかにできているかを考える

　本研究は，4か月児健康診査受診時のデータをコホートデータとし，妊娠中の喫煙と出生時および出生後4か月時の児の身体計測値との関連を検討した研究である．本研究で用いた4か月児健康診査受診時のデータには，ベースライン時の予測因子である妊娠中の喫煙の有無やアウトカムの測定結果である身体計測値が記録されており，適切なコホートデータといえる．また，本自治体における4か月児健康診査の受診率は98％であると記載されており，選択（サンプリング）バイアス*が含まれる度合いが少ないと考えられる.

C 結果をどのように活用できるか：自分の状況に当てはまるか，活用するときの注意点を考える

　本研究は4か月児健康診査のデータを用いているため，母児の社会経済状況，母親の妊娠前の体格や妊娠中の体重増加量，母親の年齢，妊娠中の喫煙本数といったより詳細な要因の影響を検討できてはいないと論文中に記載がある．また，本研究は，近畿圏に位置する人口約48,400人，年間出生数4,600人の，住宅地域である近郊都市の自治体における4か月児健康診査のデータを用いており，データが収集された自治体や地域の特徴により，対象者にどのようなバイアスが生じているかを検討することは不可能であるため，結果を一般化する場合には，自身が置かれている地域特性との差異と，その結果への影響を吟味する必要がある.

　しかし，妊娠中の母親の喫煙は，出生時の身体計測値のみならず，4か月児健康診査時の身長や頭囲にも影響している可能性があることを明らかにしており，今後，喫煙に関する妊婦への保健指導の際にエビデンスとして活用できる結果が示されている.

3-3 EBP（根拠に基づいた実践）

　あなたは，上記の文献を読んで，文献中の対象者属性は自分の地域の妊婦の属性とも似通っており，この研究結果は自分が置かれた状況でも当てはまると考えた．そこで妊婦に，「妊娠中にタバコを吸っていたお母さんから生まれた赤ちゃんは，生まれた時点と生後4か月時点で，喫煙しないお母さんから生まれた赤ちゃんと比べて頭の大きさや身長の値が低いことがわかっています」ということを伝え，それを禁煙への動機付けとして妊婦の行動を変えるための保健指導を実施することにした.

メモ

後ろ向きコホート研究は，コホートの設定，ベースライン時の測定，フォローアップはすべて完了していることが特徴であり，既存のコホートデータ内に，予測因子やアウトカムとして適切に使用できるものが存在する場合に限られる．たとえば，身体計測値以外のアウトカム（精神発達，運動発達など）や，4か月より長期のアウトカムについては本研究からは言及できない．また，身体計測値に関連しうる他の変数（児の栄養状態，父親・母親の身長など）による影響を除外することはできない.

*選択（サンプリング）バイアス
p.50，表Ⅱ-3-6参照.

4　前後比較研究

4-1　臨床疑問（CQ）

あなたは，外科病棟で乳がんの患者の担当をしている．小さい子どもがいる患者が，「もっと早くに見つけられればよかった，忙しくて全然自分のことに気が回らなかった」と後悔する発言を聞いた．あなたは，なぜこの患者のように発見が遅れることとなるのか気になり教科書を調べてみると，日本の乳がん検診受診率が欧米と比べてかなり低いことを知った．あなたの母親も，乳がんの好発年齢と言われる年齢にあたっていたが，確かに病院にはあまり行きたがらなかった．あなたは，≪乳がんを早期に発見するために，検診受診の動機付けとなる取り組みはないのだろうか？≫と疑問を持ち，文献検索のための研究疑問（RQ）を【成人女性において，どのような動機付け支援をすれば，検診率が向上するだろうか？】と立て，「乳がん」「早期発見」「検診」を統制語・キーワードとして文献を検索したところ，次の文献が見つかった．

論文タイトル：乳がん早期発見のための乳房セルフケアを促す教育プログラムの効果
医中誌シソーラス：がん看護；*患者教育；自己管理；触診；動機付け；*乳房腫瘍（診断，看護，予防）；分散分析；診断サービス；*乳房自己検診；乳房超音波診断；保健医療サービスに対する患者の態度；腫瘍の早期診断；自己報告式質問調査
医中誌 ID：2019212398

<抜録>

目的：本研究の目的は，乳がんおよび乳房自己検診，マンモグラフィ検診に対する健康信念を高めて行動変容を促進するために，乳がん早期発見のための乳房セルフケアを促す教育プログラムを実施し，その効果を明らかにすることとした．

方法：対照群を置かない前後比較の介入研究デザインを用いた．20歳以上で乳がん既往のない女性42人を対象に，教育プログラムを乳がん体験者と協働のもと実施した．介入効果の検討は，定期的乳房自己検診およびマンモグラフィ検診の実施状況，日本版 Champion's Health Belief Model Scale（CHBMS）を用いて，介入前後で評価した．

結果：対象は，平均年齢50.6歳（SD*＝11.5）で，有職者が59.5％，乳腺疾患のある者が16.7％だった．定期的乳房自己検診実施率は，介入前21.4％に比べ介入後1年で54.8％（χ^2値*＝9.389，p*＝0.002，効果量*w＝0.602）と有意に高かった．マンモグラフィ検診受診率でも，介入前23.8％に比べ介入後1年で47.6％（χ^2値＝8.100，p＝0.004，効果量w＝0.569）と有意に高かった．日本版 CHBMS の「乳房自己検診の自己効力感」は，介入前後で有意差が認められ（F値＝34.080，p＜0.001，効果量f＝0.586），介入前よりも介入後1ヵ月，6ヵ月，1年で得点が有意に高かった．また，90％以上の者がプログラムを満足かつ有用と評価し，内容や方法も適切であると回答した．

結論：本プログラムは，対象者の「乳房自己検診の自己効力感」を高め，乳房自己検診，マンモグラフィ検診への動機付けを強化し，定期的乳房自己検診実施率およびマンモグラフィ検診受診率を高める効果があることが示された．

［鈴木久美, 大畑美里, 林　直子ほか：乳がん早期発見のための乳房セルフケアを促す教育プログラムの効果．日本がん看護学会誌 **32**：12-22, 2018 より許諾を得て転載］

＊SD
標準偏差（standard deviation）の略．p.126, 第Ⅳ章-2「基本的な統計の知識」参照．

＊χ^2値
分割表の独立性の検定に用いられる検定統計量．観察された分割表が期待値から外れるほど大きくなる．

＊p値
p.130, 第Ⅳ章-2「基本的な統計の知識」参照．

＊効果量
ある要因がアウトカムにもたらす効果の大きさを表す指標．変化の大きさが標準偏差何個分にあたるかを換算するため（＝標準化），単位によらず効果の大きさを評価できる．

4-2 | この論文の研究疑問（RQ）

【(P) 成人女性において，(I) 乳房セルフケアを促す教育プログラムを受講すると，(C) プログラムを受講する前と比較して，(O) 定期的乳房自己検診実施率とマンモグラフィ検診受診率は改善するだろうか？】

A 結果は何か？：研究のデザインと結果を読み取る

　乳房セルフケアを促すための教育プログラムとして，成人女性を対象に，①乳がんの知識を有した看護師（研究者）から乳がんおよび乳房自己検診・マンモグラフィ検診に関する情報の提供（25分）を行い，②その後，乳がん体験者2人より乳がん発見の経緯や乳がんになった経験に関する語り（15分）の時間を持った．最後に，③乳がんの知識を有した看護師（研究者）と乳がん体験者とが一緒に，乳房モデルを装着しての乳房自己検診法の実技演習（40分）を行った．プログラムの総時間数は75～90分とし，参加人数は1回最大15人までとして，2年間の間に合計8回実施し，毎回同一の内容，方法，実施者で行い，開催は土日のどちらかとした．

　主たる評価項目は，定期的乳房自己検診実施率（プログラム6ヵ月後，1年後の2回）と2年以内のマンモグラフィ検診受診率（プログラム前，1年後の2回）とし，副次的な評価項目を乳がんおよび乳房自己検診，マンモグラフィ検診に対する健康信念（プログラム前，プログラム1ヵ月後，6ヵ月後，1年後の4回）とした．また，教育プログラムの内容を評価するために，介入後1ヵ月の時点で，プログラムの満足度，有用性，講義や体験談のわかりやすさ，実技演習の適切性，時間や参加人数，使用教材の適切性などについての質問紙を送り，データを収集している．

　53人の対象者中，完全回答が得られた42人のデータを分析した結果，定期的乳房自己検診実施率は，介入前21.4%に比べ介入後1年で54.8%（χ^2値=9.389，$p=0.002$，効果量 $w=0.602$）と有意に高まり，マンモグラフィ検診受診率でも，介入前23.8%に比べ介入後1年で47.6%（χ^2値=8.100，$p=0.004$，効果量 $w=0.569$）と有意に高まった．検診に対する健康信念のうち，「乳房自己検診の自己効力感」は，介入前後で有意差が認められ（F値=34.080，$p<0.001$，効果量 $f=0.586$），介入前よりも介入後1ヵ月，6ヵ月，1年で得点が有意に高かった．

　プログラムの内容については，91%の対象者がプログラムに満足し，85%以上の対象者が講義や乳がんの体験者の話をわかりやすかったと評価していた．乳房自己検診法の指導においては，74%が指導についてよかった，技術の習得状況については41%が習得できた，57%がまあまあ取得できた，と回答している．

　この結果から，本プログラムは参加者から高い評価が得られ，「乳房自己検診の自己効力感」を高め，定期的乳房自己検診実施率およびマンモグラフィ

検診受診率を高める効果があると筆者らは述べている.

B 結果は妥当か？：この研究で明らかにしたいものが明らかにできているかを考える

本研究は，研究デザインとして，1群に対する介入前後の比較研究（前後比較研究）を採用している．個人のデータの変化を用いるので，それぞれの対象者におけるもともとの検診実施状況や自己効力感の個人差による結果への影響を小さくすることができる．ただし，教育プログラムを受けない群（対照群）を置かないため，必ずしも教育プログラムを受けたからアウトカムが変化したとは言い切れないことには注意する必要がある．特に，追跡調査において健康信念の質問を繰り返していること自体が対象者の動機付けになっている可能性がある.

対象者は，乳がんの既往および追跡期間中の罹患がない成人女性で，平均年齢50.6歳（SD 11.5）と乳がんの好発年齢にほぼ一致している.

合計8回の介入内容は，筆者らによる先行研究の結果をもとに考案され，毎回同一の内容，方法，実施者で行い，手順，時間などの実施条件は統一されている.

＊プライマリーアウトカム
p.58, 第Ⅱ章-5「実施結果（アウトカム）を評価する」参照.

＊セカンダリーアウトカム
p.59, 第Ⅱ章-5「実施結果（アウトカム）を評価する」参照.

＊リクルート方法
研究参加者を募集する方法のこと.

本研究においては，プライマリーアウトカム＊として定期的乳房自己検診実施率とマンモグラフィ検診受診率が，セカンダリーアウトカム＊として乳がんおよび乳房自己検診やマンモグラフィ検診に関する健康信念が研究枠組みをふまえて明瞭に設定され，プライマリーアウトカムの2つの検診受診率，およびセカンダリーアウトカムのうち乳房自己検診の自己効力感では，ともに統計学的な有意な介入効果が示されている．マンモグラフィ検診受診率の分析においては，マンモグラフィ検診の対象となる40歳以上（33人）における分析も実施しており，自治体による対策型検診の影響が考慮されている.

一方，本研究のリクルート方法＊は周辺住民への広報および新聞掲載と明示されており，対象者のうち乳腺疾患のある者は16.7%，身近な乳がん体験者がいる者は約半数，乳がんおよびマンモグラフィ検診，乳房自己検診の認知率は80%以上であるなど，乳がん検診に関心が高く，ある程度の知識を既に持っていた対象者であったことが推察される．このような対象の特殊性については，結果を解釈するうえで留意する必要がある.

C 結果をどのように活用できるか？：自分の状況に当てはまるか，活用するときの注意点を考える

本研究で示された，乳房セルフケアを促すための教育プログラムを実施することによって，定期的乳房自己検診実施率およびマンモグラフィ検診受診率を高める効果があるという結果は，今後の地域介入においても適用できる可能性がある．ただし，この結果を臨床および地域における看護において活かすときに留意しなければいけない事項がいくつかある.

　1つ目は，前述のように，本研究の対象が，乳がん検診に関心が高く，ある程度の知識を既に持っていた対象者であったことが推察される点である．本研究においては，おおむね9割の対象者が本プログラムに満足し，内容についてもわかりやすかったと評価しているが，臨床および地域などでの集団教育や介入として実施するにあたっては，介入対象者のニーズと，実施プログラムの内容が合致するかについて考慮する必要がある．

　2つ目は，介入技術の習得および介入に時間が必要であり，人的資源が多く必要な点である．特に乳房自己検診法については1グループ3〜5人程度に1人の指導者と，少人数でていねいに演習・指導しているにもかかわらず，さらなる習得率の向上を目指すために工夫を重ねていきたいと筆者らは述べている．本実技演習の指導者は，本研究で提供された手技と同様の技術を習得し，少人数制での介入を行わなければならないため，人的・時間的資源を確保する必要がある．また，「乳がん体験者による語り」についても，適切な体験者を慎重に選定する必要がある．以上のことから，臨床や地域において本プログラムを実施するにあたっては，主に資源確保に向けた戦略について十分検討する必要がある．

4-3　EBP（根拠に基づいた実践）

　この論文を読んで，この研究の中で実施されていた教育プログラムを実施したから検診受診率が上がった，とは言い切れないことがわかった．しかし，すくなくとも介入を受けた集団の健診実施率は上がっていること，そしてこの介入を実施することによって害が生じる可能性は少ないことから，この教育プログラムを実施することによる医療資源（主として人的・時間的資源）の使用が許容できるものであるのなら，実施する価値はあると考えた．そこで，著者に教育プログラムの詳細を問い合わせてみることにした．教育プログラムの詳細を確認し，その実施が自分たちにも技術的に可能で，実際に生じる人的・時間的な負担について師長と相談し看護業務管理の観点から許容できるものであれば，病院主催の市民向け乳がん啓発イベントの一環として実施を計画することにした．

5 ｜ ランダム化比較試験（RCT）

5-1 ｜ 臨床疑問（CQ）

　あなたは，慢性期病棟に入院中の患者さんを担当している．看護上の問題を引き起こす要因として，治療をしながらの入院生活によるストレス過剰負荷があった．そこであなたは≪ストレスを減らすために，何かできることはないか？≫と考え，文献検索のための研究疑問（RQ）を【慢性疾患患者において，看護師が何らかの介入をした場合，患者ストレスを軽減することができるだろうか？】と立て，まずはランダム化比較試験（RCT）がないか探してみることにした．そこで，「ストレス」「看護」「ランダム化比較試験」を統制語・キーワードとして文献を検索したところ，次の文献が見つかった．

論文タイトル：無作為比較試験による笑いマッサージのストレスに対する生理的・心理的効果

医中誌シソーラス：顔面筋；血圧；自律神経系；心拍数；*心理的ストレス（治療）；皮膚温；不安尺度；*マッサージ；*笑い；準ランダム化比較試験；呼吸数

医中誌 ID：2017164809

＜抄録＞
　ストレス負荷に対する笑いマッサージの生理的および心理的効果を明らかにすることを目的とし，健康な女性 36 人を，笑いマッサージ群 19 人と対照群 17 人にランダムに割り当てた．実験前に 10 分間の安静を保ち，足し算による 10 分間のストレス負荷の後に，介入を 15 分間行った．データ収集は生理的指標を 4 回（実験前，ストレス負荷後，介入直後，介入 15 分後），心理的指標を 2 回（実験前と介入 15 分後）行った．生理的指標は，脈波測定機を用いた自律神経指標（HF, LF/HF, a-a 間隔）と，表面皮膚温，血圧，脈拍数，呼吸数を測定した．心理的指標は状態不安と笑いの程度を用いた．その結果，笑いマッサージは対照群と比較し，ストレス負荷による緊張状態からLF/HF を有意に低下させ，皮膚温が有意に上昇した．また，笑いの程度が有意に高まり，状態不安が有意に低下した．笑いマッサージは，不安や緊張状態にある対象の生理的・心理的な安定を促す効果が期待できる可能性が示唆された．

[玉川優芽，福間美紀，長田京子：無作為比較試験による笑いマッサージのストレスに対する生理的・心理的効果．日本看護研究学会雑誌 **39**（2）：35-42，2016 より許諾を得て転載]

メモ

高周波成分（HF）高値は副交感神経の活性化（＝リラックス状態）を示し，低周波成分（LF）高値は交感神経の活性化を示す．つまり，LF/HF 比が小さいほど，副交感神経優位であることを示す．
a-a 間隔は，脈波のピークの間隔であり，心電図のR-R 間隔に相当する．

5-2 ｜ この論文の研究疑問（RQ）

【（P）健康成人において，（I）笑いマッサージを受けた人は，（C）受けなかった人に比べて，（O）ストレス負荷による生理的および心理的負荷が軽減されるか？】

A 結果は何か？：研究のデザインと結果を読み取る

　まず，ストレス負荷をかけるために，介入群と対照群の両方に足し算テストを 10 分間実施している．笑いマッサージの介入は，①研究者 1 人が統一した手技の下で表情筋マッサージを 10 分間施行し，②マッサージ後に，対象者

表Ⅲ-5　生理的指標および心理的指標の変化

	笑いマッサージ群 (n=19)	対照群 (n=17)	p 値
表面皮膚温（℃）			
● 介入直後との差	0.3	−0.1	0.02
● 介入 15 分後との差	0.3	−0.2	0.004
LF/HF			
● 介入直後との差	−0.5	0.7	<0.001
● 介入 15 分後との差	−0.4	0.5	0.001
状態不安（点）			
● 介入 15 分後の値	28.7±4.6	37.3±6.0	<0.001
笑いの程度（mm）			
● 介入 15 分後の値	57.2±18.7	25.7±21.1	<0.001

表面皮膚温，LF/HF はマン-ホイットニーの U 検定，中央値を示している．状態不安，笑いの程度は t 検定，平均値±標準偏差を示している．
［玉川優芽，福間美紀，長田京子：無作為比較試験による笑いマッサージのストレスに対する生理的・心理的効果．日本看護研究学会雑誌 **39**（2）：35-42，2016 より許諾を得て転載］

　自らに意識して笑顔を 45 秒間作ってもらうセッションを，休憩（15 秒）をはさんで 5 回，合計 5 分間実施している．対照群は，介入と同じ時間の処置として，生理的影響がないとされる天気予報の動画を 15 分間視聴している．生理的なアウトカム指標として測定したのは，脈波を用いた自律神経指標（HF，LF/HF，a-a 間隔），表面皮膚温，脈拍，呼吸数，血圧をそれぞれ 4 回（実験前，ストレス負荷後，介入直後，介入 15 分後）である．心理的な指標としては，状態不安を状態-特性不安検査（STAI）を用いて，さらに笑いの程度を Visual Analogue Scale（VAS）を用いてそれぞれ 2 回（実験前と介入 15 分後）測定している．

　生理的なアウトカム指標は，介入群では表面皮膚温度が介入前後で有意に上昇し（介入群 +0.3℃，対照群 −0.1℃），自律神経指標のうち，自律神経のバランス（交感/副交感神経）の指標である LF/HF が有意に低下したと述べられている（介入群 −0.5，対照群 0.7）．心理的なアウトカム指標については，介入群では介入後の状態不安が有意に低く（介入群 28.7±4.6 点，対照群 37.3±6.0 点），笑いの程度が有意に高かった（介入群 57.2±18.7 mm，対照群 25.7±21.1 mm）（**表Ⅲ-5**）．この結果から，笑いマッサージは，ストレス負荷を受けた対象の生理的・心理的な安定を促す効果が期待できる可能性があることを筆者らは述べている．

B　結果は妥当か？：この研究で明らかにしたいものが明らかにできているかを考える

　本研究は，研究デザインとして RCT を採用しており，介入以外の要素が結果に与える影響を小さくすることを試みている．ただし，介入の性格上，

＊盲検化
介入が割り付けられているかどうかをわからないようにすること．介入群と対照群のどちらに割り付けられているかが被験者にも，実験者にもわからないようにすることを二重盲検という．

＊バイアス
関心のある要因以外の因子によって，研究結果に生まれる偏りのこと．

＊リクルート方法
研究参加者を募集する方法のこと．

対象者や測定者への盲検化＊は難しいため，バイアス＊の可能性には注意する必要がある．

対象者は健康成人女性（リクルート方法＊は不明）であり，効果指標（アウトカム）である生理的指標には性周期の影響が懸念されるが，低温期に特定して介入することでその影響を制御している．介入である笑いマッサージは，その内容についての設定根拠は本文だけからは評価できないが，手順，時間などの実施条件は統一されている．対照群が受けた同時間（15分間）の天気予報動画の視聴は，生理的影響はないとされているものの，心理的影響の有無については不明である．

本研究のアウトカムは，先行研究をふまえて生理的・心理的の両側面を測定できるように吟味して設定されている．本研究で示された生理的指標の変化量に臨床的有意性（有用性）があるかどうかは検討の余地があるものの，笑いマッサージの生理的・心理的影響について統計学的な有意な効果が示されている．

一方，本研究においては，介入後の効果測定が介入直後および15分後の2回とされている．このスケジュールが介入効果を測定するのに適切かどうかは明らかでない．特に，長期的な効果が不明であることは結果を解釈するうえで留意する必要がある．

C 結果をどのように活用できるか：自分の状況に当てはまるか，活用するときの注意点を考える

本研究で示された，表情筋マッサージや，意識して笑顔を作ってもらうことがストレス軽減に有用であるという結果は，入院中の患者のストレス軽減にも適用できる可能性がある．ただし，この結果を臨床現場で活かすときに留意しなければならない事項がいくつかある．

1つ目は，本研究の対象が20歳代の健康な女性である点である．入院生活によるストレスを有する患者の中には，自ら意識して笑顔を作る5分間のセッションを意欲的に行えない者，他者によるマッサージを好まない者などさまざまな対象者がいることを考慮する必要がある．本研究と同様の介入を，患者が望むか，実施できるか，について事前に確認する必要がある．

2つ目は，筆者らも本研究の限界として述べているように，本研究におけるストレス負荷が足し算テスト（内田クレペリンテスト）を用いている点である．内田クレペリンテストは，精神的負荷試験として一定の有用性が示されているが，入院中の患者のストレスとは，ストレスの質が異なる可能性がある．そのため，本研究のストレス軽減効果が，患者のストレスにも期待できるかどうかは，少数の患者への試用などを経て評価すべきである．

3つ目は，介入技術の習得および介入実施に時間が必要である点である．介入実施者は，本研究で提供された手技と同様の技術を習得し，さらに10分間の介入を行うための人的・時間的資源を確保する必要がある．そのため，

実施するかどうかについて，まず病棟内でコンセンサスを得ることが大切である．

5-3 | EBP（根拠に基づいた実践）

　あなたは，この文献をもとに，ストレス軽減のためのケアとして笑いマッサージを自分の病棟に取り入れられないか検討することにした．この研究は健康な20歳代女性を対象にしていたものであったので，まず入院によるストレス過剰負荷が看護問題として挙がっている患者にも適用可能か吟味する必要があると考えた．そこで20歳代女性患者を院内で探し，同意を得たうえで，笑いマッサージを看護計画の中に含めてみることにした．すると，挙げられた看護問題は，目的とした解決期日よりも早く解決され，それによる副作用も観察されなかった．このことから，笑いマッサージは患者においても効果的であると考えたあなたは，次に対象年齢層を広げて実施する計画を立てた．

6 | システマティックレビュー

6-1 | 臨床疑問（CQ）

　あなたは，妊娠中に風疹抗体が低抗体価であった産褥3日目の褥婦Aさんを担当している．厚生労働省の「風疹流行および先天性風疹症候群の発生抑制に関する緊急提言」（2004）では，風疹低抗体価の褥婦には，次回妊娠時の先天性風疹症候群の発症予防および社会全体の風疹抗体保有率を高めるために，風疹ワクチンの接種を推奨することが勧められている．医師からAさんに風疹ワクチンの接種について説明された後，Aさんは「妊娠する予定は今のところないし，お金もかかるので，ワクチン接種はしません」と話した．そこであなたは，≪産褥期に風疹ワクチンの接種を促す場合，どのような働きかけが有効なのだろうか？≫と疑問を持ち，文献検索のための研究疑問（RQ）を【風疹低抗体価の褥婦が風疹ワクチン接種を選択するために，どのような要因が必要だろうか？】とし，「産褥」「風疹ワクチン」を統制語・キーワードとして文献を検索したところ，次の文献が見つかった．

論文タイトル：日本人女性の産褥風疹ワクチン接種状況と接種に関わる要因についての文献レビュー

医中誌シソーラス：＊産褥；＊風疹（予防）；＊風疹ワクチン（治療的利用）；＊予防接種；文献研究

医中誌 ID：2017246776

＜抄録＞

目的：近年，日本における妊娠可能年齢女性の風疹抗体保有率の低下が問題となっている．風疹予防対策の1つとして，厚生労働省は風疹低抗体価の妊婦に対し，次回妊娠時の先天性風疹症候群発症リスク低下のため，産後早期の風疹ワクチン接種を強く推奨すると2004年に発表した．一方，「産婦人科診療ガイドライン」では産褥風疹ワクチンの推奨レベル＊はC（実施が考慮される）であるため，医療施設の対応に差があり，産褥風疹ワクチン接種状況は明らかでない．本レビューでは，風疹低抗体価である女性の産褥風疹ワクチン接種状況およびワクチン接種に関連する要因を明らかにすることを目的とした．

方法：2004年以降に調査が実施された研究について，電子データベース（医学中央雑誌，CiNii，MEDLINE，PubMed，CINAHL）およびハンドサーチ＊による文献検索を行い，包括・除外基準＊に基づいて検討した．その後，リスク・オブ・バイアス＊評価ツールを用いて論文の質の評価を行い，包括する文献を決定した．

結果：8文献を本レビューの対象とした．風疹低抗体価の妊婦の割合は14.0～46.6%であった．風疹低抗体価の女性における産褥風疹ワクチン接種率は，医療施設がワクチン接種を推奨していた6文献では18.1～98.7%，推奨しなかった2文献では8.0～10.2%であり，統合しχ^2検定＊を行った結果，ワクチン接種を推奨した場合の接種率は推奨しない場合に比べ有意に高かった．また，産褥入院中にワクチン接種を推奨した4文献の接種率は20.7～68.1%，産後1か月時に推奨した2文献では18.1～56.3%であり，統合しχ^2検定を行った結果，産褥入院中に推奨した場合の接種率は，産後1か月時に推奨した場合より有意に高かった．さらに，1文献ではワクチン接種公的費用助成の導入によりワクチン接種率が有意に上昇したことが報告されていた．産褥風疹ワクチン接種しない個人的理由には，次回妊娠希望がないこと，疾患による接種不適当，ワクチン

＊推奨レベル

診療ガイドラインにおいて，ある行為を実施することをどの程度推奨するかをエビデンスに基づいて設定したレベル．治療に関する推奨度は，一般的にA（実施を強く推奨する），B（実施を推奨する），C（実施が考慮される）とレベルが設定される．

＊ハンドサーチ

文献データベースの検索によらず，引用文献をたどったり，既知の論文を参照したりすること．

＊包括・除外基準

対象を，研究に組み入れるか除外するかの基準．ここでは，検索・ハンドサーチで見つけた論文をレビューの対象とするか・しないかの基準を意味する．

＊リスク・オブ・バイアス

p.49，第Ⅱ章-3「文献を吟味する」参照．

＊χ^2検定

χ^2値を用いた検定．主に分割表の独立性の検定に用いられる．

接種対象者の把握漏れが挙げられていた.

結論:「ワクチン接種推奨」「接種推奨時期」「公的費用助成」が産褥風疹ワクチン接種に特に関連する要因として抽出され，ワクチン接種率向上のための効果的な取り組み（医療施設によるワクチン接種推奨，産褥入院中の接種推奨，公的費用助成の情報提供）の可能性が示唆された.

［三田村実祐，白石三恵，安井まどかほか：日本人女性の産褥風疹ワクチン接種状況と接種に関わる要因についての文献レビュー．保健医療科学 **66**（1）：47-55，2017 より許諾を得て転載］

6-2　この論文の研究疑問（RQ）

【**（P）** 風疹低抗体価の産褥期の女性に対して，**（I）** 特定の要因（推奨の有無，推奨時期など）があると，**（C）** ない場合に比べて，**（O）** 産褥風疹ワクチンの接種率が上がるか？】

A　結果は何か？：研究のデザインと結果を読み取る

　産褥風疹ワクチン接種状況とワクチン接種にかかわる要因について記載された和文・英文の論文を，データベースとハンドサーチから検索語を用いて検索した後，論文包括基準・除外基準を基づいてスクリーニングし，8 文献がレビューに包括されている（**図Ⅲ-3**）．

　レビュー包括論文の結果から，妊娠期の血液検査で風疹低抗体価者（赤血球凝集抑制試験［HI 法］≦16 倍）の割合は 14.0〜46.6%，この低抗体価者に

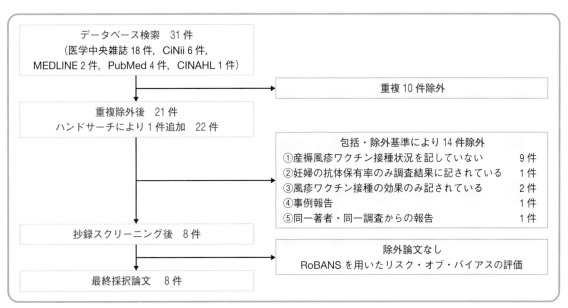

図Ⅲ-3　論文の選考過程および選考結果
RoBANS：Risk of Bias Assessment Tool for Non-randomized Studies
［三田村実祐，白石三恵，安井まどかほか：日本人女性の産褥風疹ワクチン接種状況と接種に関わる要因についての文献レビュー．保健医療科学 **66**（1）：47-55，2017 より許諾を得て転載］

おける産褥風疹ワクチン接種率は8.0～98.7％であった．産褥風疹ワクチン接種を推奨していた6論文では，推奨していなかった2論文に比べワクチン接種率が有意に高かったこと（18.1～98.7％ vs 8.0～10.2％，$p < 0.001$），産褥入院中にワクチン接種を推奨していた4論文では，産後1か月健康診査時に推奨していた3論文よりワクチン接種率が有意に高かったこと（20.7～68.1％ vs 18.1～56.3％，$p < 0.001$）が，複数の論文結果の定量的統合（χ^2検定）により示されている．また，レビューに包括された1論文では，ワクチン接種費用の公的助成がある場合，産褥ワクチンの接種率は約2倍に増加したことが報告されている．

産褥期に風疹ワクチンが接種されなかった理由として，次回の妊娠予定がないため接種を希望しなかったこと，以前の風疹ワクチン接種時に抗体陽転化しなかったこと，疾患による接種不適当，ワクチン接種対象者の医療者による把握漏れが挙げられている．

B 結果は妥当か？：この研究で明らかにしたいものが明らかにできているかを考える

システマティックレビューは，論文選択基準に基づいて論文を選考し，複数の論文結果を統合して結論を導き出す．本レビューでは，各データベースの検索語および検索式（**表Ⅲ-6**），検索期間が提示されており，論文検索が

表Ⅲ-6 データベースの検索語および検索式

データベース		検索語および検索式
医中誌	#1	産褥［シソーラス用語］OR 産褥 OR 産後 OR 分娩後
	#2	産後管理［シソーラス用語］OR 産後
	#3	風疹［シソーラス用語］AND 風疹ワクチン［シソーラス用語］
	#4	風疹［シソーラス用語］AND 予防接種［シソーラス用語］
	#5	風疹ワクチン［シソーラス用語］AND 予防接種［シソーラス用語］
	#6	（#1 OR #2）AND（#3 OR #4 OR #5））
MEDLINE	#1	Postpartum Period［MeSH Terms］OR Postnatal Care［MeSH Terms］OR Postpartum OR Postnatal
	#2	Rubella Vaccine［MeSH Terms］AND Rubella［MeSH Terms］
	#3	Vaccination［MeSH Terms］AND Rubella［MeSH Terms］
	#4	Rubella Vaccine［MeSH Terms］AND Vaccination［MeSH Terms］
	#5	Japan［MeSH Terms］OR Japanese
	#6	（#1 AND（#2 OR #3 OR #4）AND #5）
PubMed		‥‥‥‥‥‥
CINAHL		‥‥‥‥‥‥

［三田村実祐，白石三恵，安井まどかほか：日本人女性の産褥風疹ワクチン接種状況と接種に関わる要因についての文献レビュー．保健医療科学 **66**（1）：47-55，2017 より許諾を得て転載］

再現可能である．また，各論文の質評価を行ったうえで最終包括論文を決定しているため，選択された論文の結果はバイアスが少なく，信頼できるものである．さらに，論文の質の評価ツールとしてRisk of Bias Assessment Tool for Non-randomized Studies（RoBANS*）を用いた評価は，2人の研究者が独立して実施しており，その判定は信頼しうる．

　本レビューでは，効果指標（アウトカム）を量的に統合する定量的統合（メタアナリシス）*が行われている．ワクチン接種推奨の有無，推奨時期（産褥入院中，産後1か月健康診査時）のワクチン接種率への影響についての分析では，おのおのの変数区分は明確で包括論文の類似性もあることから，定量的統合が可能であり，その結果は妥当であると考えられる．一方で，ワクチン接種の公的補助や次回妊娠予定の有無については，これらの調査結果を示す論文が少なかったために定量的統合が行われていない．したがって，それらがワクチン接種率に影響を与える可能性については本レビューでは言及できない．

　また，筆者らが限界として挙げているように，以下2種類のバイアスの可能性がある．

①レビュー対象とした文献に，褥婦の産褥風疹ワクチン接種の有無が追跡不可能な例があり，追跡不可能な例の中に産褥風疹ワクチン接種を受けた人が少なかった場合に，産褥風疹ワクチン接種率を高く見積もってしまっている可能性がある．

②一部の地域や施設の研究報告が多かったため，調査地域や対象人数の違いが結果に影響を与えた可能性がある．

C 結果をどのように活用できるか？：自分の状況に当てはまるか，活用するときの注意点を考える

　レビューでは，日本国内で実施された研究のみを対象としている．レビューで示されたワクチン接種推奨の有無や推奨時期によるワクチン接種率の違いは，日本国内の医療施設で推奨方法を検討する際に有益である．

　ワクチン接種費用の公的補助がある場合に接種率が向上するという結果から，居住地域における公的補助に関する情報提供は実際のワクチン接種につながる可能性がある．風疹ワクチン接種費用は健康保険適用外であり，決して安価ではない（平均5,867円）．したがって，公的補助の情報は，ワクチン接種の選択において有用な情報となるだろう．また，次回妊娠予定がない場合にワクチン接種を選択しないことが報告されていたことから，次回の妊娠予定の有無にかかわらず，多くの人のワクチン接種が社会全体の免疫を高め，先天性風疹症候群のリスクを軽減できることを説明することで，社会の一員としてのワクチン接種の重要性を認識し，接種の選択につながるかもしれない．

---

*RoBANS

非ランダム化比較試験のリスク・オブ・バイアスを評価するツール．

*定量的統合（メタアナリシス）

p.149，第Ⅳ章-3-8「メタアナリシス」参照．

　上記以外に，推奨方法や情報提供方法（書面で説明または口頭で説明するのか，産褥入院中のどのタイミングでいつ誰が説明するのか）が接種率に影響する可能性があるが，このことについてレビューでは言及されていない．実際に本レビュー結果を活用する際には，推奨方法や情報提供方法も工夫することによって，接種率がより向上しやすくなるかもしれない．

6-3 ┃ EBP（根拠に基づいた実践）

　レビュー結果と厚生労働省による推奨内容をふまえて，あなたは，褥婦 A さんと風疹ワクチンについて話をすることにした．あなたは，A さんが居住する市町村の風疹ワクチン接種の公的補助の情報提供と，次の妊娠予定にかかわらず，個々がワクチンを接種することで社会全体の抗体保有率を高めることになること，社会全体の抗体保有率を高めることで自分だけでなく他の人の先天性風疹症候群のリスクを軽減することにつながることを説明した．
　A さんは，「無料で受けられるのですね．自分だけでなく，他の妊婦さんの予防にもなるのなら，受けたほうがよいですね．退院までにワクチン接種を受けます」と話した．

7 ケーススタディ

7-1 臨床疑問（CQ）

　あなたは，急性期病院の循環器内科の外来を担当している．入退院を繰り返すある高齢心不全患者に対し，地域連携による効果的なフォローができていないと感じている．そこであなたは，≪もっとよい心不全管理の地域連携の方法があるのではないか？≫と考え，文献検索のための研究疑問（RQ）を【高齢な心不全患者に対し，どのような地域連携を行うと心不全管理がよくなるか？】と立て，「高齢者」「心不全管理」「地域連携」を統制語・キーワードとして文献を検索したところ，次の文献が見つかった．

論文タイトル：高齢心不全患者の心不全管理における地域連携の課題−訪問看護師との情報交換からの一考察
医中誌シソーラス：Furosemide（治療的利用）；*高齢者看護；*心不全（薬物療法，看護）；専門職間人間関係；*地域社会ネットワーク；外来看護；看護介入；看護職の役割；*訪問看護；*循環器看護；訪問看護師
医中誌 ID：2018221805
＜抄録＞
目的：急性期病院の外来看護師と訪問看護師の連携を可視化し，高齢心不全患者の心不全管理における地域連携の課題を明らかにする．
方法：ケーススタディ．肺高血圧症の70歳代後半のA氏．診療録と外来看護師が訪問看護師と情報交換したメールから心不全管理状況，医師の指示，訪問看護師の相談内容を抽出し，連携の詳細を記述し，質的に分析した．
結果：連携の内容は，①受診時の状況を報告し，訪問看護師との連絡の道を作る，②訪問看護師の専門性と困難さに気づく，③心不全管理のため頓服利尿薬の調整を訪問看護師に委ねる，④A氏の希望を叶えるための心不全管理方法を検討し，提案する，⑤地域の不安を理解するとともにA氏の心不全管理の力を伝えることであった．
結論：高齢心不全患者の心不全管理における地域連携の課題は，療養と生活を支える地域の現状と訪問看護師の専門性を理解し，急性期病院から必要な情報を伝えることである．

補足的情報：本ケーススタディは，日本循環器看護学会の特別寄稿によるものであり，循環器看護としてのモデルになる実践を紹介するという位置づけである．
［仲村直子：高齢心不全患者の心不全管理における地域連携の課題−訪問看護師との情報交換からの一考察．日本循環器看護学会誌 **13**（2）：45-50, 2018 より許諾を得て転載］

7-2 この論文の研究疑問（RQ）

【急性期病棟に入院した高齢心不全患者の退院後，外来でどのようなケアと地域連携を行っているのか，外来看護師と訪問看護師の連携を可視化し，高齢心不全患者の心不全管理における地域連携の課題を明らかにすること】

A 結果は何か？：研究のデザインと結果を読み取る

　事例のA氏は外来通院をしながら心不全の状態に合わせて，時折入院しな

がら在宅療養をしている患者である．悪化に伴い緊急入院になり，一時的に
人工呼吸管理となった．退院後，外来通院となり，心不全管理のため初回外
来受診時より心不全看護外来で介入を開始したところ，訪問看護師から，在
宅での呼吸管理の内容や受診のタイミングなどについての医師の指示の依頼
があった．主治医の治療方針や患者の今後の療養，体調管理について外来看
護師と訪問看護師で直接連携するよう地域医療連携センターより指示があっ
たためである．A氏は妻（認知症あり）と息子との3人暮らしで，要介護4
で訪問看護，デイサービス，訪問介護を週に各2回利用していた．

　診療録と，2回目から5回目の外来までの外来看護師と訪問看護師との情
報交換の9回のメールを質的・記述的に分析することで，連携の実際を可視
化し，連携のための重要な要素として，以下の5つの項目が挙げられた．

　　①受診時の状況を報告し，訪問看護師との連絡の道を作る．
　　②訪問看護師の専門性と困難さに気づく．
　　③心不全管理のため頓服利尿薬の調整を訪問看護師に委ねる．
　　④A氏の希望を叶えるための心不全管理方法を検討し，提案する．
　　⑤地域の不安を理解するとともにA氏の心不全管理の力を伝える．

　外来看護師が外来受診で何をみているか，訪問看護師と何を共有している
のかということを，外来受診の内容（患者の呼吸機能，心機能，薬剤）を基
軸に**表Ⅲ-7**のとおり示している．そのうえで，以上の5項目について，実際
どのような情報をやり取りしたのかということを明示している．その際の切
り口として，心不全看護外来での専門的なアセスメントも共有し，受診時の
受診同行者，患者の体調についての発言，指導内容などを詳細に記載してい
る．また，受診する際の基準などが盛り込まれており，訪問看護師からの
フィードバックも明記されている．

B 結果は妥当か？：この研究で明らかにしたいものが明らかにできているかを考える

　本研究は，論文筆者である外来看護師と，訪問看護師による情報交換の
メールから，患者情報，外来通院時の検査・身体所見データ，治療内容と医
師の指示，生活状況，訪問看護師の相談内容を抽出し，詳細をていねいに記
述し，心不全管理のための情報共有の内容・専門性に焦点を当て，質的・記
述的に分析している．筆者が記述したデータに解釈の相違がないか訪問看護
師に確認を依頼し，妥当性の確保にも努めている．

　心不全のある患者が，入退院を繰り返しながら外来通院でフォローされて
いるという，臨床的によくあるケースを選定しており，それについて外来通
院中の病院と在宅での看護職の連携の実際と課題を明らかにするというケー
ススタディの目標が，非常に臨床的であり，明確であることから，読者のCQ
について明快な答えを与えるものであるといえる．

表Ⅲ-7　A 氏の経過と訪問看護師との連絡

	退院時	初回外来 （退院2ヵ月後）	2回目 （4週間後）	3回目 （9週間後）	4回目 （15週間後）	5回目 （21週間後）
体重（kg）	38.55	48.5	43	48.3	46.5	45.45
血圧（mmHg）		98/56	102/62	98/56	92/56	112/66
脈拍数（/分）		98	106	72	87	88
SpO2（%） 労作→安静時		77 →83〜84	90 →97	80〜86 →96	87〜91 →95	82〜92 →96
NT-proBNP （pg/mL）			189	698	335	152.1
TP/ALB（g/dL）	6.1/3.2	5.8/2.9	6.5/3.5	6.3/3.6	7.0/4.0	7.3/4.1
BUN/Cr（mg/dL）	232/0.84	25.9/0.94	26.3/1.04	20.4/1.12	22.5/1.16	29.8/1.26
Na/K（mEq/L）	134/4.8	142/3.7	140/2.4	141/3.5	140/3.5	137/4.1
利尿薬		フロセミド 40 mg 追加	フロセミド→ス ピロノラクトン	頓服フロセ ミド40 mg	頓服フロセ ミド40 mg	頓服フロセミ ド40 mg
外来看護師→訪問 看護師			①受診報告 ③医師指示返信	⑤管理依頼	⑦受診報告	⑨受診報告
訪問看護師→病院		報告書 指示再確認	②相談 ④情報提供		⑥受診前報 告と相談	⑧受診前報告 と相談

①〜⑨は情報交換のプロセスを示し，下線はインフォーマルな情報交換を含む．
［仲村直子：高齢心不全患者の心不全管理における地域連携の課題−訪問看護師との情報交換からの一考察．日本循環器看護学会誌
13（2）：45-50, 2018 より許諾を得て転載］

さらに，実際のやり取りを要約しており，要約している内容が，患者の身体機能の変化，患者の発言，患者の在宅でのサポート体制や家族の思い，それに伴う外来の看護師のアセスメント，処方の変化という外来側の包括的な項目を網羅できている．加えて，連携の相手である訪問看護師からの情報もあるため，連携の実際が可視化されており，このケーススタディの目的が達成できている．

C　結果をどのように活用できるか？：自分の状況に当てはまるか，活用するときの注意点を考える

このケーススタディの実際の現場での利用価値は高い．その理由として，取り上げた事例の一般化可能性の高さが第一に挙げられる．本事例は「高齢心不全」「急性期入院」「地域連携」「在宅ケア」といった，実臨床では非常によく遭遇する事例である．複雑事例ではないため，既存の「急性・慢性心不全診療ガイドライン」に照らし合わせながらケースの経過を考察でき，標準治療・標準的ケアとの対比を明確に示すことができる．

一方で，本ケーススタディでは外来看護師は心不全看護外来で患者をフォローしていた．しかし，心不全看護外来を開設している病院はいまだ少ない

ため，通常の外来業務の中で，本ケーススタディのようなかかわり方をすることが難しい可能性がある．さらに，実臨床では高齢者は認知機能が低下している場合も多く，そのような事例では患者の意思決定が困難であることが多いため，意思決定支援上のかかわりの困難さや，より強固な連携が必要となるため，本ケーススタディの経過よりもさらに複雑な状況になることが想定されることに注意が必要である．

また，今回の事例では訪問看護を週に2回導入しているが，介護保険サービスの中で，訪問看護は単価が高いため，導入を避けるケアマネジャーも多い．そのため，心不全管理における地域連携にあたり，本ケーススタディの結果を当てはめる以前に，訪問看護の導入という課題をクリアしなければいけない．

さまざまな課題がありつつも，本ケーススタディは総合的・臨床的に利用価値の高いものといえる．さらに，外来で担うべき観察および情報共有の視点は，外来看護の体制を整え，質を高めるための見本ともなりうる．

7-3 EBP（根拠に基づいた実践）

あなたは，本ケーススタディから，地域連携を改善するためには，訪問看護師と自施設の看護師間での情報伝達の実態や，両看護師の関係性について見直してみる必要があるのではないかと感じた．そこであなたは，現在病院から訪問看護師に伝えているサマリについて率直にどう思うか尋ねてみることにした．すると，訪問看護師からは「サマリは網羅的に書かれているのでそれなりに有用ではあるのですが，あくまで病院での治療・看護の視点で書かれています．その患者さんが住んでいる地域の特性や，自宅での様子によっては，まったく違う視点が必要なので，結局もう一度情報を取り直していることが多いです」という意見をもらった．そのほか看護についてさまざまな話をしているうちに，同じ看護師といっても専門性が大きく異なり，自施設の看護師が訪問看護師の専門性を適切に理解することが，地域連携を向上させるために大切と考えられた．そこで，自分の受け持ち患者の訪問看護に必ず同行することを研修の中に取り入れることとした．また，自施設から訪問看護師への情報は，従来のサマリに，あらかじめ担当訪問看護師にどのような情報が必要であるかを尋ねて，その内容を追加したものを提供することとした．

8 | 内容分析

8-1 | 臨床疑問（CQ）

　あなたは 2 型糖尿病患者さんとかかわる中で，糖尿病のある家族を持つ糖尿病患者が多いことが気になった．そこであなたは，≪糖尿病患者の血縁者に介入することで，糖尿病発症予防を効率的に行うことができるのではないか？≫と考え，文献検索のための研究疑問（RQ）を【2 型糖尿病患者の血縁者に対して，現在どのような看護支援が行われているか？】と立て，文献を検索してみることにした．そこで，「2 型糖尿病」「血縁者」「成人」「看護」を統制語・キーワードとして文献を検索したところ，以下の文献が見つかった．

論文タイトル：2 型糖尿病患者の血縁者の発症予防に関する糖尿病医療専門職の意識
医中誌シソーラス：質問紙法；医師；*患者教育；*糖尿病-2 型（治療）；意識調査；認定看護師；半構成的面接
医中誌 ID：2007071035

＜抄録＞

　本研究は，2 型糖尿病の遺伝的発症リスクおよびケアに関する糖尿病医療専門職の認識・経験を整理することを目的とした．また，2 型糖尿病患者の血縁者の 2 型糖尿病発症予防に関する具体的方策について意見を収集し，今後のあり方について考察した．19 人の糖尿病医療専門職から患者の血縁者の 2 型糖尿病発症リスクについての認識・経験を聴取した．患者とその家族が正しくリスク認識し，好ましいライフスタイルに行動を変容させ，環境要因をコントロールできるようになることを目標にし，遺伝要因および環境要因の相互作用に関しての教育・知識の普及を図ることが重要であると考えられた．

［西垣昌和，小林康司，柴山大賀ほか：2 型糖尿病患者の血縁者の発症予防に関する糖尿病医療専門職の意識．糖尿病 **49**（8）：669-676，2006 より許諾を得て転載］

8-2 | この論文の研究疑問（RQ）

【2 型糖尿病の遺伝的発症リスクおよびそのケアに関する糖尿病医療専門職の認識・経験を系統的に整理する．2 型糖尿病患者の血縁者の 2 型糖尿病発症予防に関する具体的方策について意見を収集し，今後のあり方を考察する】

A　結果は何か？：研究のデザインと結果を読み取る

　北海道，東北，関東，中国，四国地域の病院および教育機関全 9 施設に所属する医師 7 人，看護師 12 人の計 19 人にインタビューを行った．分析は質的内容分析の手法に沿って行い，対象者の類似した語りをまとめ，同様の発言をした対象者の人数をカウントしている．結果として，対象者は「患者の家族歴」「思考と家族の体型」「患者の病態」の 3 つの要素から，血縁者の 2 型糖尿病発症リスクを感じている．特に，家族歴に関連した発言は，全 19 人中 9 人の対象者から聞かれている．また，血縁者 2 型糖尿病発症リスクに対

する対象者の基本姿勢は，常にリスクを気にしながら診療にあたっている者
（4人）から，今まで意識しなかった者（3人）まで多様である．

　患者とその家族が持っている血縁者2型糖尿病発症リスクに関する知識・
認識の程度は，多くの場合あまり高くないということで，対象者の意見はほ
ぼ一致している．2型糖尿病患者の血縁者の2型糖尿病発症予防の具体的方
策に関する発言は，①患者とその家族への教育，②一般の人々への啓発の2
点に大別される．患者とその家族への教育としては，リスク認知を目指した
情報提供，患者と家族のライフスタイルの変容を目指した家族全体での食
事・運動の推奨が挙げられている．一般の人々への啓発としては，糖尿病に
関する知識と健康的なライフスタイルの普及を目指した学童・成人に対する
情報発信が挙げられている．

Ｂ　結果は妥当か？：この研究で明らかにしたいものが明らかにできているかを考える

　糖尿病医療専門職の認識・経験を系統的に整理し，2型糖尿病患者の血縁
者の2型糖尿病発症予防に関する具体的方策を収集するという本研究の目的
に照らすと，対象者の発言内容を系統的に，特に数量的な処置を伴って整理
する（本研究の場合は，類似の発言をした対象者数をカウントする），質的内
容分析の手法を方法論として採用したことは妥当と考えられる．

　質的内容分析で発言者数をカウントする場合には，対象者が特定の認識を
持つ集団に偏（かたよ）っていないこと，分析したい母集団を代表していることが必要
となる．本研究の対象者は，医師と看護師では看護師の人数が若干多いもの
の，医師も7人含まれており，結果が明らかに看護師の意見に偏っていると
は考えにくい．また，対象者の属する地域・施設も北海道から四国地域の5
地域・9施設にわたっており，すべての地域に医師・看護師が1人以上含ま
れており，特定の地域や医療機関に属する医療者の認識に偏ったものではな
い．これらから，本研究で得られた結果は，一定の妥当性を持っている可能
性がうかがえる．

　一方で，個々の発言については，類似した発言をした対象者数における，
医師と看護師の内訳は記載されておらず，発言によってはその内訳が医師あ
るいは看護師に偏っている可能性はある．

Ｃ　結果をどのように活用できるか？：自分の状況に当てはまるか，活用するときの注意点を考える

　2型糖尿病の発症リスクは2型糖尿病患者の血縁者で高いことは知られて
いるが，この点に着目した血縁者の発症予防に向けた取り組みは十分に普及
しているとはいえない．本研究は，質的研究により糖尿病医療専門職の予防
に関する認識の現状を整理したものであり，新規性を有するとともに，今後
の支援方策を検討する際の参考資料となりうる．特に，質的内容分析の手法

を用いたことで，同様の発言をした対象者の人数が把握されており，発言の重要性についても評価することができる．たとえば，本研究の対象者の約半数が2型糖尿病患者の病歴を聴取する際，濃厚な家族歴があることがわかった場合には，血縁者の2型糖尿病リスクも高いと判断していることから，この視点を持つことが臨床では重要であることが示唆される．他方，血縁者へのケアに対する対象者の基本姿勢は，必要と考えている者が4人いた一方で，必要だが慎重に行うべきとする対象者が6人みられたことから，介入の方法については今後，十分な吟味を要することが示唆されている．

　本研究は質的研究であり，2型糖尿病患者の血縁者に対して既に行われている看護支援の効果を検討するものではない．このため，本研究の結果をもって，血縁者に対するケアを行うべきとする根拠にはならない．

8-3 | EBP（根拠に基づいた実践）

　現時点では，患者の血縁者に対して実際に予防的働きかけを実施することの根拠は得られなかった．しかし，この論文を読んで，自分がもった疑問は，専門家の観点からみても重要な点であるということがわかり，今後もこの筆者やテーマについて継続して文献を検索してみることとした．また，これまでは患者との会話の中で，たまたま家族の糖尿病の話題になったことがきっかけで，血縁者のリスクに目を向けていた．ひょっとしたら，ほかにも同じような患者とその血縁者がいるのに見逃していたのかもしれないと気づき，本論文にあるように，まずはすべての患者で家族歴をしっかり聴取することから始めることとした．

9 | グラウンデッド・セオリー・アプローチ

9-1 | 臨床疑問（CQ）

　あなたは，小児科病棟入院中の患児のきょうだいが，父母が患児の世話で忙しそうにしていたり，感染予防目的で面会が制限されていたりして，寂しそうにしている姿を目にすることがあった．そこであなたは≪きょうだいに対して何か支援ができないか？≫と考え，文献検索のための研究疑問（RQ）を【入院中の患児のきょうだいに，どのような看護支援が行われているか？】と立て，「小児科」「きょうだい」「看護」を統制語・キーワードとして文献検索したところ，以下の文献が見つかった．

> **論文タイトル**：きょうだいを主役にする－小児集中治療室入院児と面会するきょうだいへの働きかけ
> **医中誌シソーラス**：小児看護；看護師；患者面会者；＊きょうだい関係；両親；＊小児ICU；入院児童；＊家族看護；きょうだい；グラウンデッド・セオリー・アプローチ
> **医中誌 ID**：2018263841
> <抄録>
> **目的**：きょうだいが小児集中治療室（PICU）に入院中の子どもに面会する場で，両親と看護師はきょうだいにどのようにかかわり，それがきょうだいにどのような影響を及ぼすのかを明らかにする．
> **方法**：A病院 PICU で 9 人のきょうだいが面会する場面の観察と，きょうだいと一緒に面会した 4 人の母親と 1 組の両親へのインタビューを実施し，グラウンデッド・セオリー・アプローチを用いて分析した．
> **結果**：両親と看護師による，≪患児との対面の促し≫≪患児への関心につなげる説明≫≪患児に触れる促し≫【きょうだいを主役にする】という一連の働きかけが適切に行われることで，きょうだいに≪患児を身近に感じている様子のきょうだい≫という変化が生じていた．
> **結論**：きょうだいに≪患児を身近に感じる≫という変化が生じるためには，看護師が両親と協働してきょうだいによる患児へのかかわりを促し，【きょうだいを主役にする】という働きかけを行うことが重要である．

[西名諒平，戈木クレイグヒル滋子：きょうだいを主役にする－小児集中治療室入院児と面会するきょうだいへの働きかけ．日本看護科学会誌 **37**：244-253, 2017 より許諾を得て転載]

メモ
本文献では中心的なカテゴリーが【　】，その他のカテゴリーが≪　≫で表されている．

9-2 | この論文の研究疑問（RQ）

【きょうだいが小児集中治療室に入院時に面会する場で，両親と看護師はきょうだいにどのようにかかわり，それがきょうだいにどのように影響するかを明らかにすること】

A　結果は何か？：研究のデザインと結果を読み取る

　心疾患，呼吸器疾患，消化器疾患，腎疾患を有する 6 人の患児のきょうだいの面会場面において，きょうだい 9 人，父母 10 人，看護師 8 人の参加観

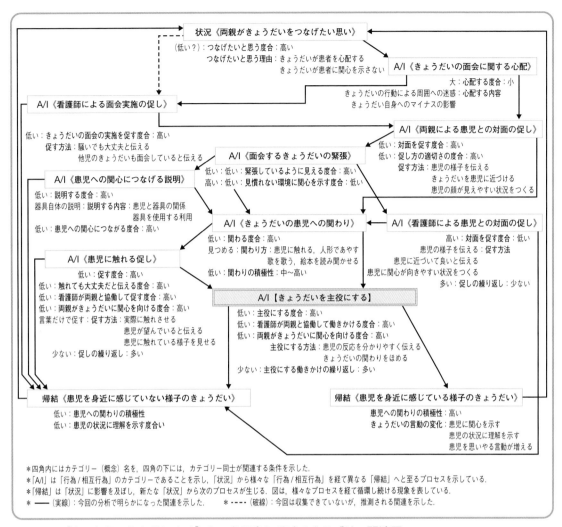

図Ⅲ-4　【きょうだいを主役にする】という現象に関するカテゴリー関連図

[西名諒平, 戈木クレイグヒル滋子：きょうだいを主役にする−小児集中治療室入院児と面会するきょうだいへの働きかけ, 日本看護科学会誌 **37**：244-253, 2017 より許諾を得て転載]

＊参加観察

関心のある物事が実在する状況に, 観察者自らが参加し, 被観察者を観察すること. 参与観察ともいう.

察＊を行った. その後, 4人の母親と1組の両親へのインタビューを行い, それらのデータから**図Ⅲ-4**に示すプロセスを抽出している. きょうだいの面会場面で, 両親と看護師は「きょうだいを主役にする」という働きかけを行っていた. 両親は「きょうだいをつなげたい思い」を抱いており, この思いが強く, かつ「きょうだいの面会に関する心配」が小さければ, 両親は「患児との対面の促し」を行っていた.「患児との対面の促し」を適切に行った場合には, きょうだいは≪患児へのかかわり≫をもつことができていた. 両親と看護師がきょうだいを主役にする度合が高く, 看護師が両親と協働して働きかけ, 両親がきょうだいに関心を向けて, きょうだいのかかわりに対する患児の反応をわかりやすく伝えたり, きょうだいのかかわりをほめるといった

方法で繰り返し働きかけた場合には，≪患児を身近に感じている様子のきょうだい≫に変化していた．きょうだいは，両親や看護師の働きかけによって積極的に患児にかかわり，面会後にも，患児に関心を示すようになり，患児の状況に理解を示す言動や，患児を思いやる言動が増えていたとしている．

きょうだいの緊張度か高いなどの場合には，看護師が両親に代わって≪患児との対面の促し≫を行ったり，≪患児への関心につなげる説明≫を行ったりしていた．そのように働きかけても，きょうだいが患児にかかわることができない場合には，両親と看護師は≪患児に触れる促し≫を行い，きょうだいが患児に触れる機会をつくることで【きょうだいを主役にする】という働きかけにつなげていたとしている．

Ｂ　結果は妥当か？：この研究で明らかにしたいものが明らかにできているかを考える

かかわりの内容だけでなく，かかわりのきょうだいへの影響を検討するという本研究の目的に照らすと，内容分析ではなく，プロセスを明らかにするグラウンデッド・セオリー・アプローチを方法論として採用することは適切と考えられる．また，データ収集方法もきょうだい支援としてどのようなかかわりを行っているかを看護師へインタビューするのではなく，患児ときょうだい，家族，看護師のかかわりの参加観察，および父母へのインタビューという複数の方法を組み合わせており，父母や看護師のかかわりがきょうだいにどのような影響を及ぼしているかを適切に評価できていると考えられる．結果は読み手が納得できるものであり，結果は一定の妥当性を有していると考えられる．一方で，インタビューの対象者が母親5人に対し，父親は1人であることは本研究の限界である．グラウンデッド・セオリー・アプローチでは比較が重要であり，比較を通して個人内の変化，個人間の差異が検討される（継続比較分析と理論的サンプリング；p.155参照）．対象者における父親の人数が少ないため，母親・父親間，および父親どうしの比較は不十分であり，特に父親のかかわりの特徴は記述しきれていない可能性がある．

> ✎ **メモ**
>
> 質的研究では「読み手が結果を納得できるか」も重要な視点である．

Ｃ　結果をどのように活用できるか？：自分の状況に当てはまるか，活用するときの注意点を考える

本研究では，きょうだい支援において「きょうだいを主役にする」という視点が重要であること，両親や看護師がどのような場合に，具体的にどのようにかかわるときょうだいの反応が変化するかが詳細に示されており，かかわり方を単に羅列する研究よりも，結果を臨床に取り入れやすいといえる．しかし，焦点をあてている対象が「PICU入室患児のきょうだい」であり，面会時の病室の環境，および患児の重症度（鎮静されているなど）は，一般病棟の小児科病棟とは異なる可能性が高いことに留意が必要である．PICUでは，一般病棟に比べて患児ときょうだいがコミュニケーションをとりづら

かったり，ベッドサイドに行くことにより強い抵抗感を覚えるかもしれない．このため，本研究では「患児との面会の促し」など，きょうだいを患児に近づけるためのかかわりが多く抽出されていたが，一般的な小児科病棟ではここには大きな障害はないかもしれず，他のかかわりのほうが優先度が高いかもしれない．しかし，一般病棟でも特に術後早期であったり，個室に入室するような重症患児のきょうだいには，本研究で示されたようなかかわりが参考にできる可能性がある．

　本研究の目的は，両親と看護師のかかわりが，きょうだいにどのように影響するかを検討することだが，本研究は質的研究であり，どの種のかかわりが，どの程度の強さできょうだいに影響を及ぼすかは評価できていない．このため，本研究で示されたかかわりをあなたの病棟でも行ったほうがよいと強く推奨する根拠にはならないことに注意が必要である．

9-3 ┃ EBP（根拠に基づいた実践）

　これまではただ「きょうだいが寂しそうだから何かできないことはないか？」と漠然と考えていた．しかし，この論文を読んで，そもそもその「寂しさ」あるいは「不安」はきょうだいが「患児を身近に感じられていない」ことの表れなのではないかという観点からきょうだいと接してみることにした．そうすると，緊張，患児とのかかわり方に対する戸惑い，そして両親にもきょうだいをどのように患児とかかわらせればよいかの戸惑いなど，さまざまな面がみえてきた．そこで，きょうだいへのケアについて両親と協働していくために，まずは両親の戸惑いを解消することから計画を立てることにした．

10 | 現象学的研究

10-1 臨床疑問（CQ）

　あなたは，脊髄損傷で半身麻痺となり「体がしびれて動かない」と訴える50歳代の男性患者を受け持った．患者は暗い顔をしており，あまり自ら口を開こうとはしない．そこであなたは，≪麻痺を有する患者はどんなことを感じているのだろうか？≫と考え，文献検索のための研究疑問（RQ）を【麻痺を有する患者が療養生活においてどのような思いを抱いているのか？】と立て，「麻痺」「患者」「思い」を統制語・キーワードとして検索したところ，以下の文献が見つかった．

論文タイトル：他人みたいなからだを生きる－中枢神経障害患者のしびれている身体の経験
医中誌シソーラス：＊しびれ（病因）；＊中枢神経系疾患（合併症）
医中誌 ID：2018263828
＜抄録＞
目的：しびれている身体がどのように経験されているのかを，「他人みたい」と表現されることに着目し記述的に開示する．
方法：メルロ・ポンティ（Merleau-Ponty）の身体論＊を思想的背景とした現象学的手法を用い，中枢神経障害によるしびれを経験していた4人から得た参加観察記録を分析，記述した．
結果：他人みたいという違和感を含む経験は，しびれにより生じるからだの手応えの変容，日々の行為可能性が保証されない不安定さ，自ずと動いていた自分のからだではなく，自分のからだを自分で指示するという，指示し動かすからだでの日常生活からなっていた．
結論：しびれている身体は，「私という身体」としてここにいるという，身体として感じていた確かさが揺らぐ経験であった．生活援助を通して患者の身体経験に関心を寄せ，身体について共に考えることで，患者にしかわからないとされていたしびれを，共有可能な次元に近づける可能性があることが示唆された．

［坂井志織：他人みたいなからだを生きる－中枢神経障害患者のしびれている身体の経験．日本看護科学会誌 **37**：132-140, 2017 より許諾を得て転載］

10-2 この論文の研究疑問（RQ）

【中枢神経障害を有する患者が，麻痺している（しびれている）身体をどのように経験しているかを，その身体が「他人みたい」と表現されることに着目して記述することで明らかにすること】

A 結果は何か？：研究のデザインと結果を読み取る

　本研究では，回復期リハビリテーション病院1施設に入院中の，認知機能に障害がなく，中枢神経障害によるしびれを経験している40〜70歳代の男女4人を対象に，参加観察＊とインタビューによりデータを収集している．疾患

＊**メルロ・ポンティの身体論**

身体を，心と分離してとらえる（心身二元論）のではなく，知覚や経験の根源ととらえる哲学的枠組み．メルロ・ポンティは1900年代半ばに現象学の発展に寄与した哲学者．

＊**参加観察**
p.107, 側注参照．

の内訳は，脊髄損傷患者 3 人，脳幹出血患者 1 人である．メルロ・ポンティの身体論を背景とした現象学的手法を用いてデータを分析し，記述している．その結果，「他人みたい」という違和感を含む経験は，①しびれている身体に触れたとき，触れられていることが以前のようにはわからない，身体がうまく動かないという感覚による「しびれにより生じるからだの手応えの変容」，②昨日できたことが今日はできない，明日できることが明後日できるかはわからないという「日々の行為可能性が保証されない不安定さ」，③以前は意識せずとも「自ずと動いていた自分のからだではなく，自分の体を自分で指示するという，指示し動かすからだでの日常生活」という 3 つからなることが示された．筆者らは，しびれをその種類や強弱などに限定してとらえるのではなく，しびれている身体を患者自身がどのようにとらえているかを示した本研究の結果は，症状を緩和する方策に捉われがちであった医療の枠組みを柔軟にし，新たなケアを創造していく第一歩になると述べている．

B 結果は妥当か？：この研究で明らかにしたいものが明らかにできているかを考える

本研究は，しびれのある患者特有の，他人みたいな身体を生きる経験を記述している．「なった者にしかわからない」と言われ，表現しづらい「しびれ」を把握するために，研究者はインタビュー手法だけでなく，参加観察を用いたフィールドワーク*も併用し，最終的にはフィールドワークをデータ収集方法の主軸としている．このように本研究では，研究対象である「しびれ」という現象の言語による表現の難しさを考慮し，対象者の発言のみをデータとしないフィールドワークをデータ収集方法としている．これにより，本研究結果の妥当性はより高まっていると考えられる．

対象者は 4 人と限られているが，各対象者につきフィールドワークの時間は平均 46.0 時間，フィールドノーツ*は 274 ページと膨大であり，データの豊富さがうかがわれる．質的研究においてはデータ数や量は必ずしも重要ではないが，研究結果の信頼性・妥当性を推測する 1 指標にはなりうる．また，分析および結果の記述にあたっては，現象学の専門家からスーパービジョン*を受けたり，大学院ゼミを通して複数人による討議も行っている．このような研究プロセスも本研究結果の妥当性を高めていると考えられる．

なお，筆者らも指摘するように，本研究の対象者は中枢神経障害を有する者に限られており，本研究の結果を，糖尿病や化学療法などに伴う末梢神経障害を有する患者にまで敷衍*することは適切ではないことに留意が必要である．

C 結果をどのように活用できるか？：自分の状況に当てはまるか，活用するときの注意点を考える

現象学的手法を用いた研究は，必ずしも臨床的問題の解決（たとえば，し

＊フィールドワーク
研究対象が存在する場所（フィールド）を実際におとずれ，直接観察したり，インタビューしたりしてデータを収集する調査手法．

＊フィールドノーツ
フィールドワークで実施した調査の記録．

＊スーパービジョン
ある知識や技能を用いて専門的な活動をする者が，第三者（一般的に，知識や技術がより優れている者）から指導や助言を受けること．指導や助言をする者は「スーパーバイザー」とよばれる．

＊敷衍
物事を押し広げて詳しく説明すること．

びれを軽減する方法やリハビリテーションの継続を促す支援の開発）を志向するのではなく，対象者の主観的な経験をそのまま理解し記述することで，看護師が患者を理解する視点を提示することを目指す．そのため本研究が提示した結果は，目の前の患者に明日から実践可能な具体的な看護方策，およびその効果を提示するものではない．むしろ，そのような具体的な支援方策に医療者がとらわれることに疑問を投げかけている．本研究が示したような患者のしびれの経験に関心を寄せ，それを看護師と患者がお互いに理解しようと努めることで，従来型ではない新たな患者中心のケアが開発につながる可能性がある．

　しびれは，単なる表面的な感覚の強弱としてだけではなく，しびれている身体に触れたときにその感覚がわからないこと，今日できたことが明日できるとは限らないこと，身体が思いどおりに動かないことなど，さまざまな様相をもって対象者に経験されていた．感覚的なしびれの軽減やリハビリテーションの継続を目指すだけでなく，本研究で示されたような違和感のある経験をしている患者全体をとらえ，支援を検討する必要性を本研究は示唆している．

10-3 EBP（根拠に基づいた実践）

　受傷後しばらくたち，本格的にリハビリが始まる時期となったが，患者さん（Aさん）の暗い表情や言葉少なな様子は続いていた．むしろ，リハビリ室に行って帰ってくるときにはさらに表情が沈んでいるように見えた．そこでリハビリの様子を見に行ってみると，懸命にリハビリプログラム取り組むAさんの姿があった．しかし，リハビリとして実施している運動や作業がうまくいかないと，表情は険しくなっていた．帰室後，Aさんにリハビリ室での様子が気になったことを伝え，どんな思いであったのか，よかったら話してくれないかと頼んだ．するとAさんは，「どんなって言われても…，とにかくできると思っていてもうまくいかないんだよ…」と困惑した様子だった．このAさんの言葉から，論文で読んだ内容と共通点を感じ，「ひょっとして，自分のからだなのに，自分のからだじゃないような感覚をお持ちですか？」と尋ねてみた．するとAさんは少し驚いたような顔をしたあと「そう，そうだね．そんな感じかもしれない」と，ポツポツとリハビリ中や日々の病棟生活において，その感覚を体験した出来事について話をしてくれるようになった．次の日，リハビリ室の様子を見に行ってみると，運動や作業そのものは昨日とほぼ変わらないが，うまくいかないときの表情に昨日の険しさは見られなくなっていた．

第Ⅳ章 根拠に基づいた実践（EBP）に活用される知識

1 | 情報リテラシー

1 | 情報に対する考え方・理解

　リテラシー（literacy）とは，旧来は文字を読み書きし理解する能力（識字力）を示す用語である．近年では，そこから意味が広がって，文字で書かれたものに限らず，理解し，整理し，活用する能力をさすようになっている．一般的には，科学リテラシー，ヘルスリテラシーのように，○○リテラシーとして各領域毎のリテラシーを示す用語として用いられる．本章では，EBPにおいて特に重要な情報リテラシーについて学ぶ．

A いかに私たちは騙されやすいか？：“How Gullible are We?”

　標記は，1997年に米国の中学生が実施したある調査報告のタイトルである．この調査では，ジヒドロモノオキサイド（dihydrogen monoxide：DHMO）という化学物質の有害性についての情報を50人のクラスメートに提示した（表Ⅳ-1-1）．そのうえで，「DHMO撲滅の署名運動」に協力して

表Ⅳ-1-1　「ジヒドロモノオキサイド（DHMO）撲滅の署名運動」で提示された情報

DHMO の特徴
● 水酸ともよばれ，酸性雨の主成分である
● 温室効果の一因となる
● 重い熱傷を引き起こすことがある
● 自然景観の侵食を引き起こす
● 金属の腐食，さびを早める
● 電気製品の故障を引き起こしたり，自動車のブレーキの効きを悪くしたりする
● 末期がん患者から摘出した腫瘍から検出される

以上のような危険性があるにもかかわらず，DHMO は以下の用途や場所でよくつかわれている
● 工業用の溶剤や冷却材
● 原子力発電所
● 発泡スチロールの製造
● 難燃剤
● さまざまな残酷な動物実験
● 農薬の散布（洗浄しても残存する）
● ジャンクフードなどの食物への添加物

くれるか尋ねたところ，43人が「協力する」と答え，「協力しない」と答えたのは1人だけであった（残り6人は決めかねた）．

DHMOは，もともとは米国のある地方紙が，1983年のエイプリルフールの話題として挙げたものである．表をみると，DHMOはさまざまな面で有害性があり，この物質の使用に反対することには合理性があるように思える．しかし，中学生の調査報告のタイトルにもあるように，この情報をみてDHMOの撲滅に賛成するということは，提示された情報に騙されていることを意味する．なぜなら，DHMOとは「水」のことだからである．

「DHMO＝水」と知ったうえで**表Ⅳ-1-1**を見返してみると，すべて水の特徴を示していることには違いない．ただし，これらは，受け取る側がDHMOという物質について悪印象を持つように，意図的に限定されて提示されていることがわかる．かくして，この調査報告は，情報はその示し方によって容易に受け取り側の印象を操作することができることを示したのである．

情報の見せ方による印象操作

DHMOの例で，情報に騙されないために必要なリテラシーとして，まずは科学（特に化学）リテラシーが挙げられる．DHMOいう物質名を注意深くみてみるとdihydrogen（2つの水素）とmonoxide（1つの酸素），すなわちH_2O＝水，であることが示されている．もし物質名を見て水であることがわかれば，この情報が悪い冗談であることはわかるだろう．たとえそれがわからないにしても，「そのほかにどのような用途に使われるのか」「有害な点だけでなく有益な部分はどのような点があるのか」とより広く情報をとらえようとすることや，「末期がん患者から摘出した腫瘍からだけ検出されるのか」と，情報が意図的に歪曲されていないか疑いの眼を向けてみることが，情報を鵜呑みにして騙されることを回避することにつながる．このような情報を批判的に吟味する能力は，情報リテラシーの重要な要素の1つである．

メディア発信される情報の吟味

DHMOは，タネ明かしによってそれが冗談とわかるエイプリルフールのネタなので，実害はない．しかし，情報が発信者の意図を反映させるために歪曲されたり，切り抜かれたりして発信されることは，実社会では日常的に生じている．**図Ⅳ-1-1**は，メディアによる情報の切り抜きが，視聴者に事実とまったく異なる印象を与えていることを風刺している．ナイフを持った暴漢から被害者が逃げている状況が描かれているが，カメラは，被害者のとがった靴とその間近にある暴漢の叫び顔のシルエットを切り抜いている．視聴者には切り抜かれた後の情報しか届かないため，暴漢のほうを被害者と認識してしまうのである．このような報道は，意図的なこともあればそうでないこともあるが，結果としてその報道を受け取った人にゆがんだ認知をもたらす．ゆがんだ認知に基づき形成された価値観は，当然ゆがんだものとなる．

メディアで発信される情報のなかでも，医療・健康に関する情報は，人々の関心が高いがゆえに，情報として発信される頻度が高い．たとえば，ある

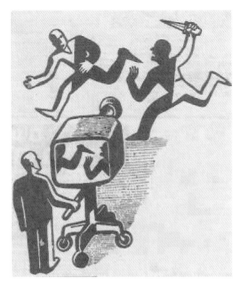

図Ⅳ-1-1　メディア風刺画
報道する情報の切り抜き方によって，視聴者にまったく逆
の印象を与える.
［スーター（Suter D）による風刺画. Henry Ⅲ WA：The
dangers of docudrama. TIME **125**(8)：95, 1985 より引用］

　新しいワクチンが開発された際に，副反応に関する情報ばかり発信し，その
有効性については触れていないような情報が多く流れれば，ワクチン忌避の
価値観が形成される. だからといって，有効性ばかり発信し副反応の情報を
発信しないのは，適切な情報発信とはいえない. そこで情報の受け手側に
とっては，発信される情報には何らかの操作が加わっていることを前提と
し，その情報の真実（ファクト，**fact**）は何なのか，あるいは真実にどれぐ
らい近いのかをチェックする，すなわち**ファクトチェック**が重要となる. こ
のファクトチェックをするための根本となるリテラシーが情報リテラシーで
ある.

Ｂ　情報リテラシーとは何か

　情報リテラシーの定義は，情報機器の操作などに関する狭義の定義と，単
なる機器の操作能力だけでなく，情報を取り扱ううえでの理解，さらには情
報および情報手段を主体的に選択し，収集・活用するための能力と意欲まで
加えた広義の定義がある[1]. 狭義の定義は，コンピュータ（PC）リテラシー，
ネットワークリテラシーとして，使用できる機器のレベルに応じて層別化さ
れる. これらのリテラシーは機器の操作・利用に着目しているため，情報を
利活用するという観点で情報リテラシーをとらえるうえでは不十分である.
ただし，現代においては効果的・効率的に情報を収集，整理するためにはPC
やネットワークを操作・利用できることは必須であり，情報リテラシーの一

表IV-1-2　情報活用能力の育成を図る情報教育の3観点8要素

1.　情報活用の実践力

- 課題や目的に応じた情報手段の適切な活用
- 必要な情報の主体的な収集・判断・表現・処理・創造
- 受け手の状況などをふまえた発信・伝達

2.　情報の科学的理解

- 情報活用の基礎となる情報手段の特性の理解
- 情報を適切に扱ったり，自らの情報活用を評価・改善するための基礎的な理論や方法の理解

3.　情報社会に参画する態度

- 社会生活の中で情報や情報技術が果たしている役割や及ぼしている影響の理解
- 情報のモラルの必要性や情報に対する責任
- 望ましい情報社会の創造に参画しようとする態度

下線は，EBPと関連が深い特に重要な要素を示す.
〔文部科学省：教育情報化に関する手引き，2019，〔https://www.mext.go.jp/a_menu/shotou/zyouhou/detail/mext_00724.html〕（最終確認：2023年4月19日）を参考に作成〕

部であることは間違いない．特に日本においては，情報リテラシーという言葉が情報社会におけるIT技術の利活用能力をさして使われることが多い．そのため，情報リテラシーに関する成書のなかには，パソコンの操作やワープロ・表計算・プレゼンテーションソフトの使用方法，インターネットの使用方法の習得に特化したものもあるが，それらはあくまで情報リテラシーの技術的な部分だけを取り上げているにすぎないことには注意が必要である．

　情報を利活用するという観点を含めた広義の情報リテラシーは，現在の日本では「情報活用能力」として，「情報および情報手段を主体的に選択し活用していくための個人の基礎的資質」と定義されており[2]，情報活用能力の向上を目指した情報教育の3観点8要素として，その要点がまとめられている（**表IV-1-2**）．本章では，これ以降は「情報リテラシー」は広義の意味である「情報活用能力」として用いる．

C　情報リテラシーに基づく課題解決とEBP

　EBPは，現存する最良のエビデンスを収集し，それを批判的に吟味したうえで，臨床上の意思決定に用いる一連のプロセスである．エビデンスは，研究成果を示した論文などから得られる「情報」であり，それらを理解，整理，活用するEBPにおいては情報リテラシーを発揮することが重要なのは明らかである．

　情報リテラシーを発揮することによる課題解決プロセスモデルの1つに，1990年に発表された**Big 6スキルモデル**がある．このモデルでは課題解決プロセスが，①課題を明確にする，②情報探索の手順を考える，③情報源の所在を確認し収集する，④情報を利用する，⑤情報を統合する，⑥評価する，の6段階に分けられ，それぞれの段階において必要な情報リテラシーが示さ

表Ⅳ-1-3　EBP の 5 ステップと Big 6 スキルモデルの比較

EBP の 5 ステップ	Big 6 スキルモデル
①問題の形式化	①取り組むべき課題を定める
②情報検索	②情報検索の計画を立てる ③情報源の所在を確認し収集する
③批判的吟味	④情報を利用する ⑤情報を統合する
④判断の適用	
⑤自己評価	⑥評価する

れている．EBP の 5 ステップと Big 6 スキルモデルを見比べてもその共通点は多く（**表Ⅳ-1-3**），EBP の本質が情報に基づいた課題解決であることがよくわかる．

D　EBP において特に重要な情報リテラシー

　EBP においては，情報リテラシーの中でも，情報を「得ること」「判断すること」「扱うこと」が特に重要となる．そのためには，まずは課題や目的に応じた情報収集手段を選択し，活用する能力を要する．現在において，最も身近かつ強力な情報収集手段がインターネットであることは疑う余地はない．しかし，インターネットを用いた情報収集といってもさまざまな手段がある．最も一般的な手段は Google のような検索エンジンを使うことであろう．また，Wikipedia のように，有志によって作成されたいわゆる「まとめサイト」は，手軽な情報源として一般的に重宝される．しかし，これらの手段は EBP においては推奨できない．これらの手段により得られる情報は，その質が確かである保証がないからである．もちろん，信頼に足る情報（ファクト，fact）も存在するだろう．しかしそれと同時に，fact よりも多くの信頼に足らない情報（ジャンク，junk）が存在する．junk をもとに患者にケアを提供することはあってはならず，それを避けるためには，まずは fact を重点的に収集する手段を習得する必要がある．EBP においては，文献データベースを用いた論文検索方法（p.29 参照）の習得がそれにあたる．

　そして，手に入れた情報が fact であるか junk であるかを「判断する」ためには，情報の特徴を理解する能力を有することを前提条件として，そもそも情報を鵜呑みにせず疑ってかかる姿勢が必要となる．研究手法やその成果をまとめた論文の読み解き方を習得することは前提条件であり，読み解いた情報を批判的に吟味する姿勢と能力を身につけなければならない（p.40，第Ⅱ章-3「文献を吟味する」参照）．そうして得られた fact をもとに，臨床的技能を用いて患者にケアを届けるのである．

E　情報社会の進展と情報リテラシー：Society 5.0 に向けて

「情報」は，当然ながらいつの時代にも存在している．一方で，「情報リテラシー」が重視されるようになったのは 1980 年代終盤のことである．米国図書館協会-大学・研究図書館部会（ALA［American Library Association］-ACRL［Association of College and Research Libraries]）の会長であったブレイビク（Breivik PS）は，1989 年の著書[3] の中で情報リテラシーを身につけた人について以下のように述べている．

> 情報リテラシーは，情報化時代を生き抜くための技能である．情報リテラシーを身につけている人々は，生活の中にあふれている大量の情報におぼれることなく，特定の問題を解決したり意思決定を行うためには，どのようにして情報を見つけ，評価し，効果的に用いればよいのかを知っている．

情報リテラシーが重要視される歴史的背景

1980 年代は，さまざまな情報通信技術が一般社会で急速に普及してきた時代である．1985 年ごろに専門的知識をもつ一部ユーザによってパソコン通信の利用が始まったことをはじめ（初の携帯電話が登場したのも同時期），1993 年ごろには電話回線を用いたインターネット接続サービスが開始され，2000 年代には大容量通信を可能にするブロードバンドが急速に普及した．それと並行して，パソコンの普及も進み，さらに近年では，インターネットの主たる利用手段がパソコンからモバイル端末へ移行した．日本におけるインターネット利用率は 1997 年には 9.2％だったものが，2002 年には半数を超え（57.8％），2010 年以降は 80％を超えている[4]．インターネットや，パソコン・モバイル端末の普及は，流通する情報量に直結する．世界最大のネットワーク機器開発企業であるシスコシステムズ（Cisco Systems）社によれば，1984 年には全世界のインターネット通信量は 1 ヵ月あたり 15 ギガバイトであったが，2014 年には 1 人あたりの通信量が 1 ヵ月あたり 15 ギガバイトとなった．30 年間で，かつての全世界の通信量をたった 1 人が生み出すようになったのである．2014 年の全世界の通信量は 1 ヵ月あたり 60 エクサバイト（1 エクサバイトは 1 ギガバイトの 10 億倍），2021 年には 319 エクサバイト（1984 年の約 200 億倍）に達すると予想されている．この爆発的な増加ほどではないものの，EBP における「情報」である論文数も急激に増加している（p.95，図 I-1-2 参照）．

これからの情報化社会のあり方

1980 年代後半から急速に社会の情報化が進んだことによって，人間は想像を超える情報量の増加にさらされるようになった．その結果，ブレイビクの言うように「生活の中にあふれている大量の情報におぼれる」ことが容易に起こりうる社会となったのである．ここで「おぼれる」という表現は，陸地にいる動物（＝人）が水（＝情報）におおわれるからこそ成り立つ．では，

その動物が，水の中にいることが当たり前となった社会はどうであろうか．まさに「水を得た魚」のようにさまざまな活動が活発化するだろう．人と情報が高度に融和したそのような社会は，今後目指すべき未来社会の姿としてSociety 5.0 として提唱されている[5]．Society 5.0 は，「サイバー空間（仮想空間）とフィジカル空間（現実空間）を高度に融合させたシステムにより，経済発展と社会的課題の解決を両立する，人間中心の社会（Society）」として定義され，「狩猟社会（＝Society 1.0）」「農耕社会（＝Society 2.0）」「工業社会（＝Society 3.0）」「情報社会（＝Society 4.0）」につぐ社会と位置付けられている．

現代社会の情報量は，既に人間が処理できる限界を超え，サイバー空間に

コラム

Society 5.0 における看護

急性期において，呼吸状態・ガス交換のアセスメントをもとに，酸素の流量を変更したり，体位を変換したりするケアがなされる．このケアを実施するためには，酸素飽和度の定期的なチェックや，呼吸音の聴取，必要酸素量の評価，体位変換などさまざまな工程が必要とされ，そこには当然人員と時間が割かれる．急性期には日夜関係なく，適時的にケアがなされることが望ましいが，「夜勤帯は人員が手薄なのでチェックは 3 時間ごと」といったような運用がなされていることが多いだろう．意思決定の要素（p.2，第Ⅰ章-1「EBP とは」参照）の 1 つである資源の観点から言えば，適切な運用であるかもしれないが，患者中心の本質的なケアを考えれば不十分である．

Society 5.0 の 4 つのキーワード「IoT」「ビッグデータ」「AI」「ロボット」を活用したケアの例を考えてみよう．急性期患者のベッドには，バイタルサインをリアルタイムに測定するセンサーが組み込まれている（IoT）．通常のモニタリング（心電図，血圧，酸素飽和度）はもちろん，呼吸音を聴取するマイク，末梢体温を測定する赤外線センサー，チアノーゼの有無を視診するカメラが装備されている．それらのデータは 24 時間休みなくサーバに蓄積される．サーバには，過去患者を含むすべての患者の莫大なデータ（ビッグデータ）が，臨床情報（呼吸苦の有無，血液データ，酸素流量，呼吸状態悪化の有無，その後の転帰など）とともに蓄積され続ける．AI は，そのビッグデータから，呼吸状態悪化の前兆を示す情報の特徴や，どのように対応すれば悪化の転帰を回避し，あるいは良好な転機に向かわせられるかを学習する．その学習に基づいて，リアルタイムに観察している患者の酸素投与量，ベッドの傾き，室温などさまざまな環境が自動制御される（ロボット）．もちろん，AI が判断不能と判断した場合には，人的な判断を求めるアラートが発せられる．

このようにして，サイバー空間とフィジカル空間が融合した環境では，これまでに人の手で実施していたよりも，精密でかつ 24 時間適時的なケア（point-of-care）が提供される．このようなケアを人が使いこなすことで，それによって余裕ができた人的資源を，人によってしかできないケアに割くことができる．ここでいう人によってしかできないケアは，必ずしもいま存在するケアとは限らない．Society 5.0 だからこそできる，人による新たなケアも創出されるだろう．Society 5.0 のケアを使いこなすにしろ，創出するにしろ，情報リテラシーは，その根底となるリテラシーとしてますます重要になる．

格納された情報のフィジカル空間での活用にギャップやタイムラグが生じている．EBP の観点からいえば，有用な論文が公表されても，その他にも大量の論文が公表されているのでそこにたどり着くことが容易ではなく，結局現場に成果が還元されない（還元されるのが遅くなる），というのが最もシンプルな例だろう．より多くの情報を共有し，それを活用するにあたっての 2 つの空間のギャップやタイムラグを解消するために，「IoT*」「ビッグデータ」「AI」「ロボット」を Society 5.0 の 4 つのキーワードとして，その研究開発が進められている．これらのキーワードをみてもわかるとおり，Society 5.0 においてはコンピュータリテラシーを含む情報リテラシーがますます重要になってくる．重要というよりも，旧来の意味でのリテラシー，すなわち「識字力」を有することが日本ではいまやごく自然なことであるように，Society 5.0 では情報リテラシーを有していることがごく自然な社会となるだろう．来るべき Society 5.0 に向け，情報リテラシーを「自然なこと」として身につけていきたい．

＊IoT
Internet of Things の略．モノとインターネットがつながり，それによりさまざまな情報がサイバー空間に蓄積されていく．

F　発信者としての情報リテラシー

　情報には，必ずその発信者がいる．かつて，情報の発信者は，論文を執筆する研究者や，メディアや政策に関連する立場にいる一部の人々に限定されていた．しかし，インターネットが普及した現在では，誰もが情報の発信者になりうる．インターネットを通じて，年代や国境などさまざまな境界を越えたコミュニケーションができるようになったことが社会の発展に寄与していることは間違いない．一方で，誰もが発信者になれることにより，fact と junk のバランスが，junk に偏ることもまた事実である．そのような時代だからこそ，fact を発信する存在が重要となる．本書の読者の多くは，これから，あるいは現在，看護師という職に就く（就いている）人であろう．その職にある人が発信源というだけで，実際は junk であっても一般社会において fact とみなされることは少なくない．それだけ責任のある職であることを自覚し，不用意に情報を発信するのではなく，自身が発信しようとする情報のファクトチェックを欠かさぬようにしてほしい．

●**引用文献**
1) 総務省：通信白書 平成 10 年版, 1998,〔https://www.soumu.go.jp/johotsusintokei/whitepaper/ja/h10/pdf/index.html〕（最終確認：2023 年 4 月 20 日）
2) 文部科学省：教育情報化の手引き, 2019,〔https://www.mext.go.jp/a_menu/shotou/zyouhou/detail/mext_00724.html〕（最終確認：2023 年 4 月 20 日）
3) Breivik PS, Gee EG（著）, 三浦逸雄ほか（訳）：情報を使う力−大学と大学図書館の改革, 勁草書房, 1995
4) 総務省：通信白書 令和 3 年版, 2021,〔https://www.soumu.go.jp/johotsusintokei/whitepaper/ja/r03/pdf/index.html〕（最終確認：2023 年 4 月 20 日）
5) 内閣府：Society 5.0 とは,〔https://www8.cao.go.jp/cstp/society5_0/〕（最終確認：2023 年 4 月 20 日）

2 | 基本的な統計の知識

1 統計の使い方を区別する： 「記述」と「推定」

A 記述統計量と要約統計量

　研究論文で示される統計を読み解くうえで，まず理解しておく必要があるのは，統計の使い方は「記述(きじゅつ)」と「推定(すいてい)」という2種類に分けられることである．例として，「A病院において，100人の2型糖尿病患者に看護外来で1回30分の生活習慣指導を月1回行った結果，対象者のHbA1cが何％変化するか？」という研究を実施したとする．このような研究の結果を示す際には，「1番の対象者は1.2％低下，2番の対象者は0.6％上昇，3番は…（100番までつづく）」などと得られた各データを一つ一つ示すことはしない（もしそうしたらそれだけで論文の文字数制限をオーバーしてしまう！）．その代わりに，得られたデータを要約し，記述するための量的な指標を用いて記述する．量的な指標のことを統計量(とうけいりょう)といい，記述するために用いる統計量を記述統計量，その中でも得られたデータを要約した統計量を要約統計量という．この研究であれば「100人の対象者がいて，そのうち58人が男性で，…」といった情報は記述統計量である．対象者の年齢や，この研究のアウトカムであるHbA1cを記述する際には，100人のデータを要約する指標，すなわち要約統計量として平均を用いることが多いだろう．

　ここで，研究を使う立場からこれらの統計量をみてみると，「A病院の看護外来で生活習慣指導を受けた2型糖尿病患者のHbA1cは平均1.6％低下した」という記述統計量そのものは，EBPに直結するとはいえない．なぜなら，この記述統計量は，あくまでA病院の実態を示しているだけだからである．研究を読み解くうえで重要なのは，研究によって示された結果が，「どれぐらい真実に近いのか」である．もし研究で得られた結果が「真実」に近ければ，同じ介入を自分の病院で実施すれば同じ結果が得られるはずだし，「真実」から遠いけれどもたまたまA病院ではその結果が得られたというのであれば，自分の病院でそれを実施してもよい結果は得られない．

　ここで，研究に限らずどんな物事であれ「真実」を知ることは不可能なことが多い．そのため，目の前で起こっていることをもとに真実を「推定」するのである．研究は，ほとんどの場合，真実を推定する目的で実施される．

つまり，「A 病院看護外来で 2 型糖尿病患者に対し生活習慣指導を実施したら HbA1c が下がるかどうか？」ということ自体の解明を目的とするなら，それはあくまで「A 病院の看護外来の評価」である．「看護外来での生活習慣指導が 2 型糖尿病患者の HbA1c を低下させうるか」という疑問に対する真実を，「A 病院」という場所（フィールド）から得られるデータを用いて推定することこそ，研究の真の目的である．この考え方を理解するには，「標本」と「母集団」という，研究における統計を読み解くうえで最も基本的な 2 つの要素を常に意識するとよい．

B 標本と母集団：統計的推定

「看護外来での生活習慣指導が 2 型糖尿病患者の HbA1c を低下させうるか？」という疑問に対する真実を知るにはどうしたらよいだろうか．それには，その看護外来での生活習慣指導を「すべての」2 型糖尿病患者に実施し，HbA1c を測定すればよい．「すべての」とは，文字どおり 2 型糖尿病と診断されているすべての患者である．日本だけで考えてもおおよそ 300 万人以上（厚生労働省 2017 年患者調査），海外を含めれば 4 億人以上（国際糖尿病連合［IDF］2019 年発表）にものぼる．すべての患者を対象に生活集団指導を実施し，アウトカムを測定して，真実を知ろうとすることが非現実的であることは明らかである．そのため，「すべての 2 型糖尿病患者」の「一部」である実際にアクセス可能な「目の前の患者集団」（例の場合は「A 病院の患者」）を対象として研究を実施する．そこで得られた結果から，「すべての 2 型糖尿病患者に対しても同じような結果が得られるのではないだろうか」と推定するのである．この「すべての患者」を**母集団**といい，「実際に研究に参加している患者集団」はその母集団から取り出した**標本**としてとらえる（**図IV-2-1**）．量的なデータを扱う研究では，標本から母集団の特徴を統計的に推定することが主目的となる．

実際に標本から母集団の特徴を推定している例として，厚生労働省が実施している国民健康・栄養調査がある．この調査は，日本の全人口を母集団として，国民の身体の状況，栄養素等摂取量および生活習慣の状況を明らかにすることを目的に実施されている．もちろん，日本の全人口を調査することは不可能であるので，2016 年に実施された調査では，1 道府県あたり 10 地区（東京都は 15 地区）を標本として抽出し，10,745 世帯を対象としている．**図IV-2-2** に示すように，2016 年の国民健康・栄養調査では「糖尿病が強く疑われる者」「糖尿病の可能性を否定できない者」がともに 1,000 万人いるという推定値が公表され，糖尿病発症予防，合併症予防の必要性が強調された．この推定値は，まず**図IV-2-2** の下表に示された 11,191 人の調査対象者（＝標本）の HbA1c を測定し，「糖尿病が強く疑われる者」「糖尿病の可能性を否定できない者」の割合を性・年齢階級別に求め，次に全国民においても「糖尿病が強く疑われる者」「糖尿病の可能性を否定できない者」の割合が標本と

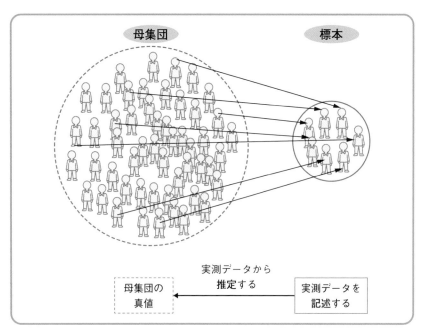

図Ⅳ-2-1　母集団と標本，記述と推定

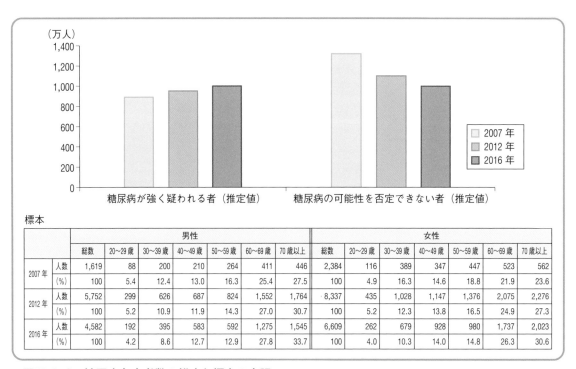

図Ⅳ-2-2　糖尿病有病者数の推定と標本の内訳
［2007 年，2012 年，2016 年の国民健康・栄養調査（厚生労働省）の結果を参考に作成］

同じだとすると，何人になるかを計算することによって算出されている．つまり，標本から得られた観測値（ここでは「割合」）を，母集団における割合の推定値として用いている．

C 「ばらつき」を理解する

　平均点，平均身長，平均価格…．日常的に要約統計量として最もなじみが深いのは平均であろう．図Ⅳ-2-3 に，100 人の身長のヒストグラムを 3 種類示した．一目見て，これらが同じ集団のデータではないことはわかる．しかし，これらの集団の平均身長は 160 cm で，すべて等しい．これらのグラフの違いに目を向けると，グラフ A は 100 人全員が身長 160 cm の集団，B は 160 cm を中心に分布している集団，C は B と同様に 160 cm を中心に分布しているがグラフの山がなだらかで，B よりも平均値から遠い人が多い集団である．つまり，集団の特徴を要約するには，平均だけでは不十分なのである．このようなグラフの違いは「ばらつき」とよばれる．ばらつきとは，データが分布する範囲のことで，グラフ A では 160 cm 以外の値をとる人がいないので，ばらつきは 0 である．グラフ B，C では平均値を中心にデータがばらついているが，C のほうがばらつきが大きい．このばらつきの大きさを示す要約統計量が分散である．

　平均は，全員の値の和を人数で割ることによって算出できる．分散は，いわば「ばらつきの平均」であり，同様に算出される（図Ⅳ-2-4）．具体的には，それぞれのデータ平均値からどれぐらい離れているか（図中の矢印）を計算する．単にそれぞれのデータから平均値を引けばよい．そしてそれらの

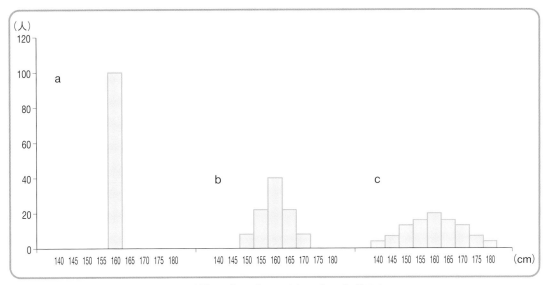

図Ⅳ-2-3　平均身長 160 cm の 3 種類の集団（100 人）のヒストグラム
平均値が同じで，ばらつきが異なる．

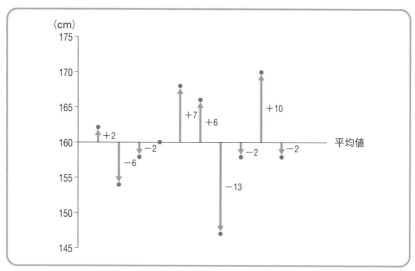

図Ⅳ-2-4　分散の求め方
平均値との差を二乗した値の平均をとる.

平均を算出するが，矢印横の値についてそのまま和をとると必ずゼロになってしまうので，二乗して和をとり，人数で割ることによって分散が求められる．ここで，分散はもともとの値を二乗しているので（図の場合は身長の差を二乗するため単位は cm^2 になる），値の大きさの解釈がしづらい．そこで，分散の平方根をとることによって，ばらつきの大きさを平均と同じ単位（図では cm）で表すことができる．この値を標準偏差（**standard deviation**：**SD**）とよび，ばらつきの指標として最も重要である．**図Ⅳ-2-4** では，分散が 40.6 であるので，標準偏差は $\sqrt{40.6} \fallingdotseq 6.37$ となる．**図Ⅳ-2-3** のそれぞれのグラフの標準偏差は a，b，c 順に 0，5.2，9.0 であり，a はまったくばらついておらず，b は c よりもばらつきが小さいことがわかる．平均と標準偏差を使ってデータを要約する場合には，平均±標準偏差の形で表す．**図Ⅳ-2-3** の b であれば，集団の身長を 160.0±5.2 cm と記載する．標準偏差に「±」をつけるのには，「理論的には，その範囲に全体のどれぐらいの割合のデータが含まれるか」という意味がある．たとえば，b や c のように平均値を中心として左右対称の釣り鐘型を示すデータであれば，±1 SD の範囲（b であれば 154.8〜165.2 cm の間，c であれば 151〜169 cm の間）に，理論的には 68.3% の人が含まれる．また，±2 SD の範囲（b：139.6〜170.4 cm，c：142〜178 cm）には 95.4% の人が含まれる．このことを別の見方をすると，b の集団では身長が 170.4 cm 以上の人は上位 2.3% ということもわかる．

　このような考え方は研究に限ったことではなく，さまざまな臨床指標にも使われている．たとえば，胎児発育曲線（**図Ⅳ-2-5**）では，平均値と ±2 SD の曲線が引かれている．つまり，−2 SD の外側の体重を示す胎児は，下位 2.3%（＝2.3 パーセンタイルに入る体重）の推定体重であり，胎児発育不全

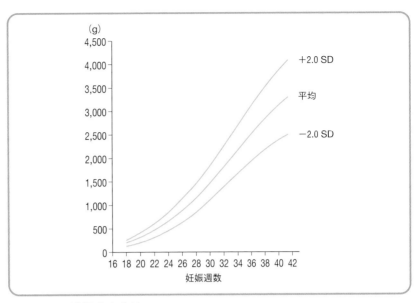

図Ⅳ-2-5　胎児発育曲線
SD：標準偏差

の可能性がある．

D　「分布」を理解する

　前述の「理論的には，±○ SD の範囲には×％のデータが含まれる」というのは，ある仮定の下に成立する．前節では「bやcのように平均値を中心として左右対称の釣り鐘型を示すデータであれば」と記したが，より正確には「この身長のデータが正規分布に従っていれば」という仮定である．正規分布のグラフは，ある平均値を持つ集団において，取りうる値の確率を示している（**図Ⅳ-2-6**）．ここでは，確率を示すグラフなので，曲線の下の面積は合計で100％になる．グラフをみると，平均値をとる確率が最も高く，平均値から外れるほど左右対称に確率は低くなっていく．平均値から標準偏差2個分離れると，それより大きい（小さい）値をとる確率はそれぞれ2.3％であることがわかる．

　正規分布は，統計においては最も一般的な，基本となる分布である．その実，日本の中高生であれば必ず一度は「偏差値」という形でこの考え方に触れている．偏差値は，実際の点数を平均50点，標準偏差10点の正規分布に変換した値である．たとえば，ある試験で平均点が100点満点で60点，標準偏差が12点だったとする．試験の点数が正規分布をとると仮定を置けば，84点を取った人は，平均点よりも標準偏差2個分高い点数を取っているので，上位2.3％に入っていることとなる．もしこれが平均点88点のとても簡単で，標準偏差も2点とばらつきの少ない試験だったらどうだろうか．同じ84点でも，平均点よりも4点，つまり標準偏差2個分低い点数を取っているため，

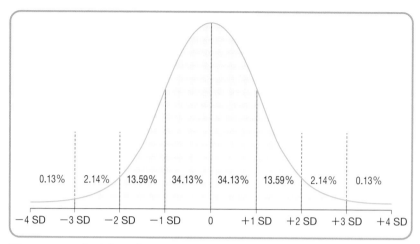

図Ⅳ-2-6　正規分布のグラフ
平均値からの距離（標準偏差［SD］の個数で示した）と曲線下面積（青色の範囲）の割合を示す.

先ほどとは逆に下位 2.3％の成績となる. 平均点は 60 点のままで, 標準偏差が 24 点と, ばらつきが大きい試験だったらどうだろうか. 84 点は平均点より標準偏差 1 個分高いので, 上位 15.9％の成績となる. このように, 同じ点数でもその試験の平均値と標準偏差で順位が変わってしまっては, 成績の良し悪しが評価しづらいので, 元の分布を平均 50, 標準偏差 10 の分布に変換するのである. そうすると, 偏差値 70 であれば上位 2.3％, 60 であれば上位 15.9％, 50 であれば上位 50％（つまり真ん中）と, 試験が変わっても評価が可能になる.

E　平均と標準偏差以外の要約統計量

　図Ⅳ-2-7 に示した 3 つのヒストグラムは, まったく違うグラフのように見える. しかし, これらはすべて平均 160 cm, 標準偏差 10 cm のグラフである. これらの分布は, 前述の「平均値を中心として左右対称の釣り鐘型を示すデータ」ではなく, 正規分布としての仮定を満たしていない. そのため, 正規分布を前提とした平均や標準偏差が, このデータを表す要約統計量としては不適切なのである. このような形のデータを要約する際には, 正規分布を前提としない最頻値*, 中央値*, 四分位点*といった要約指標を用いる必要がある.

F　データの形と分布

　身長のデータでは, 正規分布を前提として, 平均や標準偏差を要約統計量として算出した. そもそも正規分布は, 身長, 体重, HbA1c, テストの点数のような, 連続する数字で表される連続変数*に関する分布である. 実際に測定されるデータは, 必ずしもそのような形はとらない. たとえば, 性別（男

＊最頻値
データにおいて最も頻繁に出現する値. モード（mode）.

＊中央値
データを大きさ順に並べた際に, 中央に位置する値. 外れ値の影響を受けにくい. メディアン（median）.

＊四分位点
大きさ順に並べたデータを四等分する点. 第 1 四分位点（下位 25％）, 第 2 四分位点（中央値）, 第 3 四分位点（上位 75％）がある.

＊変数
測定されるデータは, 対象者によって異なる値を示す（変わる）ことから「変数（variable）」とよぶ.

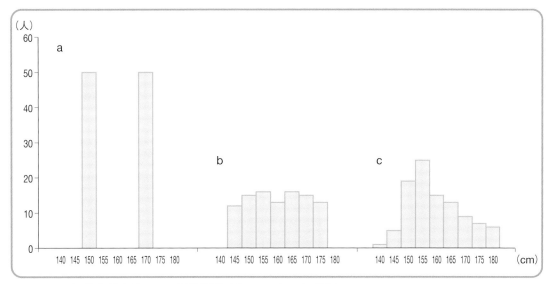

図IV-2-7　平均身長 160 cm，標準偏差 10 cm のヒストグラム

か女），居住地（都道府県）といった，性質を示す定性的な変数（**名義変数**），がんのステージ（Ⅰ，Ⅱ，Ⅲ，Ⅳ）や尿潜血（−，±，+，++，+++）など，順序はあるけれども順序間の間隔が一定でない変数（**順序変数**），「はい」か「いいえ」のどちらかで答える変数（**二値変数**）などがある．また，連続する数字であっても，0 から 1 の間をとる割合や，名義変数や順序変数をカウントした**計数**データに，正規分布を前提とした要約指標は適切でないことは理解しておきたい．

2 ｜ 得られた結果は真実なのか？：仮説検定

　実際の研究対象を，関心のある母集団から取り出した標本として考え，測定したデータから母集団を推定することが，研究における統計の重要な使用法であることは既に述べた．そうすると，その推定結果が母集団の真実にどれぐらい近いのかは重要な関心事となる．しかし，残念ながら真実を知ることはできない（それを知る方法があれば，標本をもとに推定するようなまわりくどいことはしなくてよい）．そこで用いる方法が**仮説検定**である．

A　標本理論と仮説検定
　仮説検定は，ここまでに学んだ標本理論に基づいている．例として，研究参加者を介入をする群（介入群）と介入をしない群（対照群）に分け，介入後のアウトカムの差を比較する比較対照試験を考える．ここでは，介入を患者教育，アウトカムを教育後の知識点数（100 点満点）とする．介入群の平

均点85点，対照群の平均点80点という結果を得たとする．「介入に効果があったかどうか」というこの研究の関心事は，「この2つの点数は異なるだろうか？」ということと言い換えられるが，この問いに対して明確な答えは出せない．どれぐらい点数が違えば「異なる」といえるかは決められないからである．そこで，「この2つの点数は同じ」という命題を検討し，「この2つの点数は同じとはいえない」と示すことで，消極的に「2つの点数は異なる」ことを示すという手段をとる．

「2つの点数は同じ」とはどういうことか．繰り返し述べているように，研究で真に興味があるのは標本そのものではなく母集団である．つまり，「患者教育を受けている母集団」と「患者教育を受けていない母集団」の平均点数が同じかどうかに興味がある．ここで，手元にある介入群と対照群のデータは，それぞれの母集団からの標本である．それらの母集団の平均点が同じであるという仮説（帰無仮説）が真実という条件を置いた場合に，手元にあるような標本が得られる確率はどれぐらいなのかを求め，その確率が低ければ「帰無仮説が真実ではなかった（帰無仮説が棄却される）」，つまり「母集団の平均点が異なる」といえることになる．

確率がどれぐらいであれば「帰無仮説が正しくない」といえるかは，5%で区切ることが一般的である．何かの事象が起こる確率が5%未満であれば，それはまれなこととみなす．つまり，「帰無仮説が正しいという条件下では，このような標本が得られる確率は5%未満なので，帰無仮説が正しくないという判断をする」ということとなる．実際の論文では，「介入群の平均点は，対照群の平均点よりも有意に高かった（85点 vs 80点，t検定，$p<0.05$）」といったような形で示されることが多い．より正確に記述するなら，「介入群と対照群が，同じ平均値をもつ母集団からの標本であると仮説を置いた場合，それぞれ85点，80点という平均値を持つ標本が得られる確率をt検定を用いて算出したところ5%未満であったため，それぞれの群の母集団の平均値は異なるといえる」ということになる．「$p<0.05$」のpは，probability（確率）の意味で「p値」とよばれる．p値が0.05未満であれば，帰無仮説は棄却され，この例であれば2つの平均値に統計学的に有意な差を認めるとみなされる．

B　仮説検定の方法

仮説検定の方法は変数型に合わせてさまざまであり，それぞれ前提条件や利用する統計量が異なる．たとえば，上記の例でいえば，連続変数である知識点数を2群間で比較するt検定（正規分布を仮定しない場合はマン-ホイットニー［Mann-Whitney］/ウィルコクソン［Wilcoxon］順位和検定）であるし，もしこれが3群以上の比較になれば分散分析，疾患の発症率の比較などはχ^2検定/ロジスティック回帰分析などさまざまである．論文を読み解くうえでは，データの型や目的に合わせた統計手法を選択されているかどうか

は，重要な批判的吟味のポイントとなる．個々の検定手法については統計学の成書にゆずるが，仮説検定の基本となる考え方が「帰無仮説が正しいという条件のもとで，実際に得たデータを示す標本が得られる確率がどれぐらいか？」であることは共通している．

C 結果の解釈：p 値だけで判断しない

EBP 初心者が陥りやすいのが，論文の p 値が 0.05 未満であるかどうかだけをみて，「差がある＝効果がある」と断定し実践に取り入れようとしてしまう点である．p 値は，あくまで帰無仮説が統計学的に棄却されるかどうかの指標にすぎない．統計学的に有意であることと，臨床的に有意であることは必ずしも一致しない．たとえば，従前の例で「介入群の平均点は，対照群の平均点よりも有意に高かった（85 点 vs 84 点，t 検定，$p<0.05$）」という結果が得られていたらどうだろうか．研究の対象者数が多く，標本の点数のばらつきが小さければ，このような結果が得られることはある．この結果から，この介入を実施するか否かの意思決定には，「1 点の差は統計学的には有意であるが，臨床的にその差に意味があるだろうか？」という視点を欠かしてはならない．「患者の知識の得点が 1 点アップすることは，その後の患者の病態や生活にどれぐらいの影響があるだろうか？」「その 1 点をアップさせるために投入しなければならない資源に見合った効果といえるだろうか？」など，統計学的に有意なエビデンスが得られたときこそ，臨床家としてのエビデンス吟味能力が求められる．

3 ｜ 研究論文で頻出する指標

ここまでの例で示した，連続変数のアウトカムとしての平均値のほかにも，さまざまな指標が研究論文中では使用される．ここでは，その中でも最低限理解しておくべき頻出指標を示す．

A 割合，率

介入や曝露の効果を，割合や率で評価することがある．たとえば，「介入した群では○％が，しない群では△％が改善した」といったように，改善した対象者の割合を比較するような場合や，「ある町の A 病による 10 年間の死亡率は×％であった」のようにある期間でのイベント（ここでは死亡）の発生を示すような場合である．代表的な割合・率の指標として，有病割合，死亡率，5 年生存率，在宅復帰率などが挙げられる．

B 相対リスク

相対リスクは，相対危険（relative risk），リスク比（risk ratio）ともよば

表Ⅳ-2-1 リスク比とオッズ比

		発症		計
		あり	なし	
要因への曝露	あり	A	B	A+B
	なし	C	D	C+D

$$\text{リスク比} = \frac{\dfrac{A}{A+B}}{\dfrac{C}{C+D}} \qquad \text{オッズ比} = \frac{\dfrac{A}{B}}{\dfrac{C}{D}} = \frac{AD}{BC}$$

れる．RR と略されることが一般的である．疾患の発症に関する PECO で形式化されるような研究において，危険因子に曝露された群における発症リスク（A/[A＋B]）と，曝露されてない群の発症リスク（C/[C＋D]）の比をとった指標である（表Ⅳ-2-1）．危険因子に曝露された場合，曝露されない場合と比較して何倍発症しやすいかを示す．

C ハザード比

死亡や発症といった「起こったか，起こらなかったか」といったような二値変数のことをイベントとよぶ．ハザードは，ある一定期間でイベントの発生する率であり，危険因子に曝露された群でのハザードと，曝露されていない群のハザードの比をとった指標である．相対リスクに，時間の概念（どれぐらい早くイベントが発生するか）を加えた指標といえる．ハザード比が高いということは，曝露群においてより早く，より高確率にイベントが発生することを示す．ハザード比は，縦断研究（コホート研究は p.142，ランダム化比較試験［RCT］は p.145 参照）において，時間とイベントの発生の関係を示した生存時間曲線（図Ⅳ-2-8）と合わせて示されることが多い指標である．たとえば，「糖尿病合併症予防のための看護外来での生活習慣指導」を実施する介入研究において，研究のアウトカムを「2 年以内の合併症発症の有無」とする研究デザインをとった場合には，介入をした群としない群のハザード比を示すことになる．ハザード比は，HR（hazard ratio）と略されることが一般的である．

D オッズ比

オッズとは，ある集団において何かの事象がある確率の，ない確率に対する比を意味する．オッズ比は，曝露群におけるイベント発生のオッズ（A/B）と，非曝露群におけるイベント発生のオッズ（C/D）の比をとった指標であ

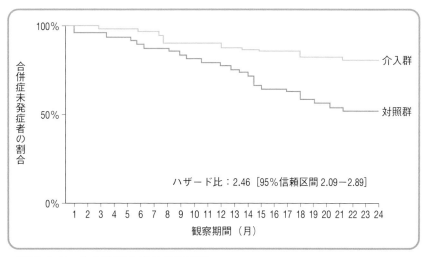

図Ⅳ-2-8　生存時間曲線のグラフ例

本文中の「看護外来での生活習慣指導」を介入として実施し、合併症発症をアウトカム（イベント）として対照群と比較した仮想研究の結果を示す。

生存時間曲線が下に曲がることは、合併症未発症者の割合が減った、つまり発症者が出た（イベントが発生した）ことを表す。

対照群では2年間でおよそ半数でイベントが発生しているのに対し、介入群では2割強しか発生しておらず、ハザード比から統計学的に有意に合併症発症者が少ないことが示されている。

る（**表Ⅳ-2-1**）。オッズ比よりも、リスク比のほうが、曝露のリスクを直接的に求められる。しかし、イベントの発生が少ない事象においては、リスクを算出するのに大きな規模のデータを収集する必要がある。たとえば、発生率が0.01％のイベントに関する曝露要因のリスクを計算しようとするのであれば、最低1万人の集団を分析しなければ、イベントが1件も発生しないことになる。そのような低頻度のイベントの場合には、現実的には実際にイベントを起こした人（**表Ⅳ-2-1**ではイベント［＝発症］A＋C）と、イベントを起こしていないこと以外はイベントを起こした人と似た集団（B＋D）を集めて、それぞれの群の中で要因への曝露の有無を比較する（p.140、第Ⅳ章-3-2「ケースコントロール研究」参照）。もしイベントを起こした人の群において、起こしてない人の群よりも曝露されている人の割合が多ければ、その要因がイベントの発生に関連していると考える。この考え方はA/CとB/Dの比をとることを意味するが、最終的に求められるオッズ比はいずれにせよAD/BCとなる。発生率が小さいイベントの場合（$A \ll B$, $C \ll D$）には、オッズ比はリスク比の近似値とみなせるため、使用される頻度の高い指標である。オッズ比は、**OR**（odds ratio）と略されることが一般的である。HR、ORともに、統計学的に有意かどうかを検定する場合の帰無仮説は、HR＝1（曝露、介入の有無でリスクが変わらない）、OR＝1（ケースとコントロールでオッズが同じ）となる。

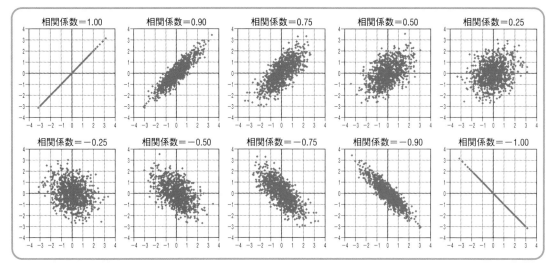

図Ⅳ-2-9　散布図と相関

E　相関係数

　相関係数は，主に2つの連続変数間の関連を示すのに用いられる指標である．2つの連続変数XとYがある際に，その2つの変数をそれぞれ横軸，縦軸にとり点を書いた際に，どれぐらい直線関係が認められるかを示す．相関係数は，−1から1の値をとり，0の場合はまったく直線関係がないことを示す．直線関係に近ければ近いほど，相関係数の絶対値は大きくなり，Xが大きくなればYが大きくなるという完全な直線関係があれば1，Xが大きくなればYが小さくなるという完全な直線関係があれば−1となる（**図Ⅳ-2-9**）．相関係数が統計学的に有意かどうかを検定する場合の帰無仮説は，相関係数＝0となる．ここで，相関係数＝0というのは，2つの変数間にまったく関係がないという仮説であるため，実際に検定をすると統計学的には有意（$p<0.05$）になりやすい．相関係数±0.25の散布図において，XとYに直線関係があるようにはおおよそ見えないが，p値は0.05未満となることもしばしばある．このようなときにp値だけをみて「相関がある」と考えるべきではなく，相関係数の大きさに着目する必要がある．医療の領域では，0.7より大きい，あるいは−0.7より小さいときには，強い相関があるとみなすことが一般的である．逆に，絶対値が0.3を下回るような相関は，たとえ統計学的に有意であっても臨床的な意味は乏しいと考えたほうがよい．

F　回帰係数

　回帰係数は，相関係数と似た概念であるが，単に直線関係があるかどうかではなく，Xが変化することによってYがどれぐらいの大きく変化するかを示す指標である．回帰とは，ある変数で別の変数を説明や予測をするための式を立てることをいう．**図Ⅳ-2-10**に，データから回帰式を求める概要を示

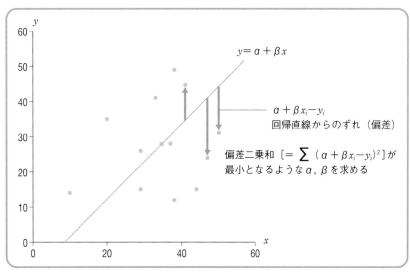

図Ⅳ-2-10　回帰直線の求め方（最小二乗法）

す．ここでは，最もシンプルな，2つの連続変数データの関係を表す一次関数（＝回帰式）を求めている．一次関数の式は，

$$y=\alpha+\beta x$$

と表される．その直線からそれぞれのデータのずれ（図中の矢印）の総和は，

$$\Sigma(\alpha+\beta x_i-y_i)^2$$

となるが，これが最も小さい直線が，図に示す散布図に最も当てはまりがよいといえる．そうなるようなα，βを求めるのが，最も基本的な回帰分析である．この例では，xが1増えたら，yがβ増えることになる（βが負の値であれば減る）．つまり，βの絶対値が大きければ大きいほど，xによってyは大きく変化することになり，より変数間の関係が強いことを示す．βが統計的に有意に大きいかを検定するための帰無仮説は$\beta=0$である．

　図の例では，x，yともに連続変数であったが，順序変数，名義変数，二値変数にも対応する回帰分析の方法がある．xが二値変数であれば，xが「はい」か「いいえ」かによってyの値がどれだけ違うかという式が立てられる．たとえば，xが「看護外来における生活習慣指導を受けたかどうか」という二値変数（「介入群＝1」「対照群＝0」）で，yが「3ヵ月後のHbA1c」というモデルでは，$y_{介入群}-y_{対照群}=(\alpha+\beta\times1)-(\alpha+\beta\times0)=\beta$となり，介入の有無によってHbA1cが$\beta$変化する，ということがわかり，$\beta$が大きいほど介入の効果が強いといえる．

　yが連続変数でなく，イベントの発生のような二値変数の場合の回帰分析もある．xは先ほどと同様に「看護外来における生活習慣指導を受けたかどうか」で，yが「合併症の発症有無」という二値変数（「発症＝1」「未発症＝

メモ
分散を求めるときと同様，二乗の和をとる．

メモ
このような求め方を最小二乗法とよぶ．

メモ
式を立てるにあたっては，「はい＝1」「いいえ＝0」という数値を便宜的に当てはめる．

0」）をアウトカムとした研究を考える．このような研究では，介入群と対照群における発症確率に興味があるので，直線の式$\alpha + \beta x$はそのままに，アウトカムを発症に関するオッズ［イベントが起こる確率をpとすると，オッズは$p/(1-p)$で表される］とする．実際には，右辺の一次関数の式に合わせ，対数をとった式とする．

$$\log\left(\frac{p}{1-p}\right) = \alpha + \beta x$$

このような式を当てはめてα，βを求める回帰分析を**ロジスティック回帰分析**とよぶ．このモデルでは，介入がなされるかどうかで，対数オッズ$\log\left(\frac{p}{1-p}\right)$が$\beta$異なることになる．このことは，対数から元のオッズに戻せば，介入の有無によるイベント発生のオッズ比を求めていることに等しい．実際に回帰係数e^{β}はオッズ比となり，ロジスティック回帰分析を用いた論文中では，βそのものではなく，オッズ比が示されることがほとんどである．βの絶対値が大きいほど，介入によるオッズの変化が大きいということになる．βが統計的に有意に大きいかを検定するための帰無仮説は$\beta = 0$（オッズ比＝1に相当する）である．

　このほかにも，yが計数データである場合のポアソン（Poisson）回帰モデル，対数ハザードを左辺に設定したハザード回帰モデルといったように，アウトカムの変数の形によってモデルの導き方と名称は異なるが，理解の基本はすべて同じであることは覚えておきたい✎．

　ここまでで示した回帰式では，右辺の変数はx 1つだけであった．しかし，アウトカムに関連する変数が1つしかないという状況は現実世界ではほぼないといってよい✎．「看護外来における生活習慣指導」の例でも，介入の有無だけでなく，年齢，性別，内服の有無など，さまざまな要素が関連しうる．論文を読み解くうえでは，これらの要因が適切に制御され，バイアス（p.49参照）が生じていないかが重要となる．バイアスを制御する方法としては，対象者の年齢の範囲を限定する，内服していない人だけに限定するといったように，研究デザインの段階で標本の取り方を限定する方法がある．これは，研究疑問（RQ）の**P**を限定することに等しい．もう1つの方法として，解析にそれらさまざまな要素のアウトカムとの関連も取り入れることである．つまり，複数の変数と，アウトカムとの関連をモデル化するという方法である．前述したxが「看護外来における生活習慣指導を受けたかどうか」という二値変数（「介入群＝1」「対照群＝0」）で，yが「3ヵ月後のHbA1c」というモデルについて，「性」「年齢」「内服の有無」という3変数の関連を取り入れたモデルは，

$$y = \alpha + \beta_1 x_{\text{介入有無}} + \beta_2 x_{\text{性}} + \beta_3 x_{\text{年齢}} + \beta_4 x_{\text{内服有無}}$$

となる．このようにモデル化したうえで，β_1を介入の有無によるyの増減を示す指標として解釈する．また，β_2の値が大きいようであれば，「性によって介入の方法を変えたほうがよいのではないか？」といった臨床判断も可能

メモ

これらのモデルはすべて「一般化線形モデル」という基本となるモデルを，変数型によって形を変えているにすぎないので，当然といえば当然である．

メモ

RCT（p.145参照）においては，ランダムに介入を割り付けることによって，介入以外の要素はランダムに生じた誤差ととらえる．

だろう．このような，右辺に複数の変数を含んだ分析を**多変量回帰分析**といい，y が連続変数の場合を特に**重回帰分析**，y が二値で左辺を対数オッズとした場合を**多変量ロジスティック回帰分析**という．

G 感度，特異度

　臨床現場においては，何かの診断指標を用いて患者の状態やリスクを評価するという場面が少なからずある．ブレーデン（Braden）スケールのような褥瘡リスクスケールや，転倒リスクスケールなどの診断指標は，臨床での使用頻度は特に高い．診断指標を開発したことを報告している研究成果を EBP に取り入れる場合には，その診断指標の性能を吟味する必要がある．

　0～10 点のスコアをとる転倒リスクスケールがある．このスケールで○点以上を「転倒リスクが高い」と判断して，強化転倒予防策を提供する患者と決めたとする．このスコアの区切りのことを**カットオフ値**という．カットオフ値を高くすると，カットオフ値以上のスコアを示す患者はきわめて転倒リスクが高いといえ，確実に強化転倒予防策を実行すべき患者といえる．一方，本来は転倒リスクが高いはずなのに，カットオフ値未満の点数であるため，通常の転倒予防策のみと判断した結果，転倒の発生が増える可能性が高くなってしまう．それでは，転倒リスクを軽減するという目的からすれば本末転倒であり，カットオフ値を再考することが求められる．

　それでは，カットオフ値を低く設定するとどうだろうか．その場合，多くの患者が転倒リスクが高いと判断され強化転倒予防策が講じられるため，転倒の発生は予防できるだろう．一方で，そこまでスコアが高くなくても転倒リスクが高いと判断される患者も増える．そのような患者にとっては，過度の転倒予防策が講じられ，日常生活動作に無駄な制約を受けることになる．また，強化転倒予防策を講じる患者が増えれば，それだけスタッフの負担も増えるだろう（その結果としてケアが手薄になり転倒以外の危険が増してしまうかもしれない）（**図IV-2-11**）．そのため，診断指標には「真に診断すべき対象はもらさず診断し，かつ診断する必要のない対象は診断しない」という相反する性能をできる限り両立するようなカットオフ値を設定することが求められる．

　診断指標の性能に関する指標として，最も重要なのが感度と特異度である（**表IV-2-2**）．感度は真に陽性の人を陽性と診断できるか，**特異度**は真に陰性の人を陰性と診断できるかの指標である．感度の高い診断指標は，偽陰性が少ないため，陰性という結果の信頼度は高い．**図IV-2-11** においては，「低いカットオフ値」を設定した場合に相当する．特異度の高い診断指標は，偽陽性が少なく，陽性という結果の信頼度は高い．その一方で，真の陽性者の見過ごしが懸念される．**図IV-2-11** の「高いカットオフ値」の場合に相当する．これらの指標は，開発論文には必ず示されている．そこからその診断指標の特徴を見極めて，適切な利用に結びつけたい．

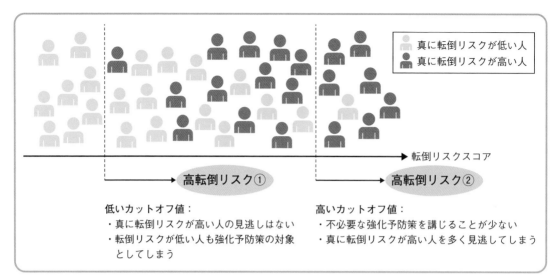

図Ⅳ-2-11　カットオフ値の変化と検査結果

表Ⅳ-2-2　診断指標の性能に関する指標

		真の状態		計	
		陽性	陰性		
検査結果	陽性	A	B	A+B	陽性的中率＝ $\dfrac{A}{A+B}$
	陰性	C	D	C+D	陰性的中率＝ $\dfrac{D}{C+D}$
計		A+C	B+D		
		感度＝ $\dfrac{A}{A+C}$	特異度＝ $\dfrac{D}{B+D}$		

A：真陽性，B：偽陽性，C：偽陰性，D：真陰性

3 研究デザイン・研究方法の紹介

看護領域で実施される研究は，アプローチする研究疑問に応じて実にさまざまなデザイン・方法が用いられる．本節では，それぞれの特徴，実施されるシチュエーション，利活用における注意点について概要を示す．

1 横断研究

A 研究方法の概要・特徴

横断研究とは，対象集団に関して，アウトカム指標と，危険因子や要因に関するデータを同時に測定し，要因とアウトカムの状況や頻度との関連を推定する手法である．

本来は経時的に変化する現象について，すべての測定を抜き出したある一時点で行うため，統計学的な関連が示されても，その要因がアウトカムの発生や値に影響しているという因果関係について結論づけることはできない．また，過去の情報を想起して測定する場合にはデータの正確性や想起バイアスなどの影響を受ける．

B どのような目的の研究に用いられるか

さまざまな仮説を立てて，調査したい因子の実態や集団内での一時点におけるアウトカムの状況（たとえば，外来患者の中でA病の患者が何人いるかといった有病率や，特定集団におけるある事象の認識の程度など）を記述したり，因子間の関係を網羅的に調べたりするのに適している．因果関係の推論が難しいという短所があるが，実現可能性に関する制約が他の研究デザインと比較して少ないことが長所である．また一時点での調査であるがゆえに，研究開始から結果を導くまでの研究期間が短く，コストが安くすむことも長所である．

C 結果の解釈・活用についての注意点

横断研究は介入研究と比べるとエビデンスレベルは劣るが，健康に有害な危険因子や，アウトカムに影響がある背景要因などの評価を行うことができるため，看護学の領域でもさまざまな実態調査でよく用いられている．

横断研究の結果を読む際は，まずは研究対象となっている集団の特徴が，自分が関心を持っている対象と一致しているかどうかを確認する必要がある．

そして，研究の概要に示したように，たとえば「運動習慣のなさ」と「肥満度の高さ」に統計学的な関連があった場合，「運動をしないから肥満になる」のか，「肥満だから運動をしない」のかを判断することは難しい．また，研究で対象とした関連以外の要因，たとえば食習慣などがアウトカムに関連する可能性もある（これを交絡*という）．

そのため，論文で対象としている集団や，測定している項目を十分確認し，論文の環境下で生じた結果が，目の前にいる患者や関心のある集団に当てはまるかを検討し，結果を用いる必要がある．

*交絡
従属変数と独立変数の両方に関連を持つこと．

2 ケースコントロール研究

A 研究方法の概要・特徴

ケースコントロール研究では，アウトカム（**O**）がある群（ケース）とない群（コントロール）とで，過去にさかのぼって要因への曝露（**E**）があるか否かを比較することによって，発生することがまれなアウトカムと，要因との関連を検討する．調査時点でのアウトカムの有無でケースとコントロールに分類し，要因の存在率を検討するという後ろ向きなデザインである．

ケースコントロール研究では，まず，アウトカムを有する対象者（ケース）とアウトカムを有さない対象者（コントロール）を選定する．コントロールについては，要因への曝露があるか否か以外はできるだけケースと類似した対象者とし，アウトカムの発生に影響することが予測される要因（性別，年齢など）についてケースとコントロールをマッチングするなどの方法（マッチング）で選定する．次に，ケース群，コントロール群について，過去にさかのぼって要因への曝露（**E**）の状況を調査する．結果の提示方法は，ケース群，コントロール群について，要因への曝露状況を比較してオッズ比*とその信頼区間（p.78，側注参照）を提示する．

*オッズ比
Odds ratio（OR）．オッズとは「ある事象が起こる確率/ある事象が起こらない確率」を示す．オッズ比は，ある事象が発生した群のオッズと発生しなかった群のオッズの比である（詳細はp.132参照）．ケースコントロール研究では，リスク比を算出できないため，その近似値としてオッズ比を用いる．

B どのような目的の研究に用いられるか

ケースコントロール研究は，アウトカムと要因との関連を検討する目的で用いられる研究デザインである．オッズ比を計算することで，アウトカムに対する要因の関連の大きさを示すことができる．まれなアウトカムの場合に適応できるうえ，過去のデータをさかのぼってデータ収集を行うため，研究期間が短期間で済み，投入する時間的・人的・金銭的資源が比較的少なくてすむ．

ケースコントロール研究は，アウトカムの発生率や複数のアウトカムを検討する場合には適さない．ケースコントロール研究では，既存のデータを用

いるため，アウトカムの発生率，存在率を明らかにすることはできず，要因とアウトカムの時間的順序も不明確である．また，調査時点でのアウトカムの有無でケースとコントロールに分類するため，一度に検討できるアウトカムは1つである．

C　結果の解釈・活用についての注意点

　ケースコントロール研究は，バイアスの影響を受けやすいことが最大の欠点である．ケースコントロール研究で生じるバイアスは，ケースとコントロールが選択される過程でのバイアスの選択（サンプリング）バイアス，要因を過去にさかのぼって測定する過程でのバイアスの測定バイアスである．

　ケース群が要因に関して代表的なサンプルでない場合には，サンプリングバイアスは研究結果に重大な影響を与える．一般的なケースコントロール研究におけるケース群は，既にアウトカムを有することがわかっており，研究の対象にすることが可能である対象者から選ばれている．そのため，このケース群は，アウトカムを有する者を代表しているとは限らない．サンプリングバイアスの影響を小さくする方策としては，コントロールの選び方を，ケースと同じアウトカムが発生するリスクがあるが，調査時点ではアウトカムが発生していないという点以外ではケースと類似している人とすることである．具体的方法として，ケースと同じセッティング（施設や地域）からコントロールを選定すること，アウトカムの発生に影響することが予測される要因（性別，年齢など）についてケースとコントロールをマッチングすること，異なるセッティングで選択した複数のコントロール群を設定してケース群とおのおののコントロール群との比較の結果を検討すること，同じアウトカムを有さない対象すべてを母集団としてランダムサンプリングを実施すること，が挙げられる．ケースコントロール研究の論文を読む際は，サンプリングバイアスを避けるためにこれらの方法が用いられているのか確認する必要がある．

　ケースコントロール研究におけるもう1つのバイアスは測定バイアスである．要因への曝露について情報収集するために，対象者へのインタビュー，質問紙調査，診療録の閲覧を行うことが多い．その際，ケースとコントロールに対して同様の手順でデータ収集することが重要である．データ収集をする研究者が，ケースに対してはより念入りに要因への曝露についてデータ収集する可能性があり，測定バイアスが生じうる．測定バイアスを避けるための方法として，ケースコントロール研究では，データ収集を担当する研究者にはケースかコントロールなのかを隠す盲検化（ブラインド）がある．ケースコントロール研究の論文を読む際は，データ収集者が盲検化されているのかを確認する必要がある．

3 ｜ コホート研究

A 研究方法の概要・特徴

　コホート研究では，調査の対象集団（コホート）を設定し，計画で定めた観察期間中に発生したアウトカム（O）およびアウトカムとの関連が想定される要因（以下，要因とする）への曝露*（E）を追跡することで，観察期間内のアウトカムの発生率や要因への曝露との関連を検討する．いつの時点でコホートを定義するかによって「前向きコホート研究」「後ろ向きコホート研究」に分類される．

　前向きコホート研究では，まず，追跡をするコホートを母集団から抽出し，アウトカムへの影響が想定される因子および交絡因子*についてコホート追跡開始時（ベースライン）の状態を測定する．次に，計画で定めた観察期間中に変化・発生した要因・アウトカムを定期的に測定する．結果の提示方法としては，アウトカムの発生率を記述するとともに，測定した要因が追跡期間中のアウトカムの発生に与える影響についてリスク比*とその信頼区間*を提示する．

　後ろ向きコホート研究では，まず研究疑問（RQ）を解決するために必要な情報が蓄積されているデータベース（医療記録など）を検討する．次に，コホートにおける観察期間の開始時点を定め，その時点での要因の状態をデータベースより収集する．続いて，計画で定めた観察期間中の要因・アウトカムの変化・発生に関する情報を収集する．結果の提示方法は，前向きコホート研究と同様である．

B どのような目的の研究に用いられるか

　コホート研究は，アウトカムの発生率や，要因への曝露がどれだけアウトカムを予測しうるかを検討する目的の研究に用いられる研究デザインである．1つのコホートで複数の要因とアウトカムの関係を検討することができるうえ，要因とアウトカムの時間的関係がはっきりしているため，「要因 X は，アウトカムである Y のリスクを Z 倍程度高める」とはっきりと示すことができる．

　コホート研究は，アウトカムの発生がまれである事象を検討する場合には適さない．コホート研究は一般的に大きな集団を必要とし，アウトカムがまれな場合ほど追跡が必要なサンプルサイズが大きくなる．特に前向きコホート研究では，対象集団を長期間追跡する必要があり，投入する時間的・人的・金銭的資源の規模が大きい．

　後ろ向きコホート研究では，RQ を解決するために適したデータベースがない場合は適さない．なぜなら，後ろ向きコホート研究は，RQ を解決するために必要な情報が蓄積されている既存のデータベースを使用するため，

＊曝露

Exposure．対象者が外部因子にさらされることを意味する．外部因子の例としては，「薬品」「発がん物質」などの化学物質，紫外線などの自然環境が挙げられる．

＊交絡因子

従属変数と独立変数の両方に関連を持つ（＝交絡）因子のこと．従属変数と独立変数間の関連を適切に評価できず，過大/過小評価につながる原因となる．

＊リスク比

ある要因を有することがどれくらいアウトカムに影響を及ぼすかを示す数値である．リスク比は主にコホート研究で算出される指標である．

＊信頼区間

指定の精度を示す指標．信頼区間が狭いほど推定値のばらつきが小さいことを示す．

データの測定方法や質についてのコントロールができないためである.

C　結果の解釈・活用についての注意点

コホート研究では，調査の対象集団の特性を考慮する必要がある．たとえば，米国人を対象とした研究成果を日本人に適用されるか検討する必要がある．また，コホート研究は研究期間が長期に及ぶため，過去に収集されたデータが現在の状況に適しているか，測定尺度は妥当であるか検討する必要がある．

4　前後比較研究

A　研究方法の概要・特徴

前後比較研究とは，介入前に対象集団のアウトカム指標を測定し，介入を実施したあとに再度アウトカム指標を測定し，それらを比較することによって介入効果を検証する手法である．同一の対象者集団からデータを得るため，介入の効果に，年齢や性別などの個人特性要因が与える影響を小さくすることができる（**図Ⅳ-3-1**）.

その一方で，介入を実施しない群（コントロール群）を置かないため，介入前後で測定した値に変化があっても，それが真に介入によって生じた変化であると結論づけることはできない．なぜなら，次に示すような効果が，介入とは関係なくアウトカム測定値に影響を与える可能性があるからである．

- **時間効果**：時間の経過や環境の変化，季節イベントによる影響により，値に変化が生じる.
- **ホーソン（Hawthorne）効果，プラセボ効果**：介入そのものではなく，介入を受けていることによる心理的作用により値に変化が生じる.

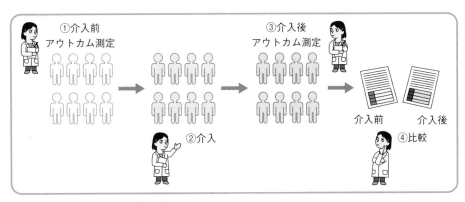

図Ⅳ-3-1　前後比較研究の手順

● **学習効果**：対象者がアウトカム測定に慣れることで，値に変化が生じる（テストの点数が上昇するなど）．
● **平均への回帰**：初回に偏った値を生じた集団に対して，2回目の測定を行うと，1回目の値よりも全体の平均値に近いスコアが出る．

メモ
「平均への回帰」の具体例：健康診断で，血圧値が高め（収縮期血圧140 mmHg以上）だった対象者100人に2回目の測定を行うと，うち30人の対象者は140 mmHg以下に低下する．

B　どのような目的の研究に用いられるか

　介入研究デザインの1つであり，介入によってアウトカム指標が変化するか（多くの場合，向上するか）どうかを検証したい場合に用いる．コントロール群を置かないために，介入による純粋な効果の測定を目的とすることが難しいため，介入の実施可能性，介入の妥当性（介入効果の有無や大きさの推定），ばらつきや有害事象などの検討を含め，RCTなどの対照群を置いた比較試験の前段階として実施されることが望ましい．

C　結果の解釈・活用についての注意点

　コントロール群を置かない本デザインでは，結果が真の介入効果であるというエビデンスは導けない．そのため，前後比較研究の結果をもとにした臨床での介入は，エビデンスのレベルとしては最善ではないことを患者と共有したうえで，その実施の可否を検討されるべきである．もちろん，文献を吟味した結果，導かれた結果が真の介入効果でないことが疑わしい場合や，自身の環境で結果の再現が期待できない場合，介入を実施することによるデメリットがまさると判断した場合などには，実施すべきではない．

5 ｜ 非ランダム化比較試験

A　研究方法の概要・特徴

　非ランダム化比較試験とは，対象集団を定め，目的とする介入を行うグループ（介入群）と，目的とする介入を行わないグループ（対照群）を設定し，介入効果を検証する手法である．前述のRCTとは，対象者を介入群と対照群にグループ分けするときにランダム割り付けを行わない点が異なる．
　対照群におけるデータ収集や介入方法の設定にはいくつかの方法がある．
　データ収集の時期としては，介入群と対照群のデータを同時期に収集する群間比較や，対照群としてカルテや文献など過去の類似した集団のデータを用いるヒストリカルコントロール比較などがある．同時期に実施する群間比較では，時間効果＊の影響がないため介入効果を検証しやすいが，ヒストリカルコントロール比較の場合は時間効果の影響を受けている可能性があることを念頭に置く必要がある．
　介入方法の設定として，対照群ではデータの測定のみを行う場合や，対照

＊**時間効果**
時間の経過によって自然に発生する効果．たとえば，加齢とともに変化する指標（運動能力，記銘力など）は，特定の曝露，介入がないとしても，観察期間中に低下しうる．

群においても既存の介入（標準的なケア）または効き目がある成分が入っていないプラセボを投与するなど，何らかの介入を行う場合がある．エビデンスレベルは対照群を設定しない前後比較研究よりも高いといわれている．

　対象者を介入群と対照群にグループ分けするときに，ランダム化を行わずに便宜的に分けた研究では，研究者の主観や作為に基づくグループ分けが行われてしまう可能性がある．そのため，エビデンスレベルはRCTよりも低いといわれている．両群の対象者の特徴に偏りがある場合，適切に比較することができなくなるため，特有の特徴がどちらかの群に偏ってしまうグループ分け，たとえば主治医ごと，病棟ごとのグループ分けなど，恣意的なグループ分けが行われていないかを，対象者背景などから読み取って解釈することが必要である．

B　どのような目的の研究に用いられるか

　介入研究デザインの1つであり，介入によってアウトカム指標が変化するか（多くの場合，向上するか）どうかを検証したい場合に用いる．このための最もエビデンスレベルが高い研究はRCTであるが，RCTの実施には多くの人的，時間的，金銭的な資源が必要であるため，RCTの実施前の前段階として非ランダム化比較試験が実施されることがある．対象数が少ないときや，本来生活上必要のない変更，たとえば日常生活習慣や食習慣の変更を強いることになってしまうなどの倫理的な理由でランダムにグループ分けができないときにも用いられることがある．

C　結果の解釈・活用についての注意点

　非ランダム化比較試験の結果の解釈にあたっては，グループ分けや対象者の背景の偏りによる研究結果への影響の有無を確認する必要がある．そのため，非ランダム化比較試験の結果をもとにした臨床での介入においては，どのような人に，どのような場面で，どのような介入が行われたのかに関する詳細を確認し，自らの環境での実施の可否を検討する必要がある．

6　ランダム化比較試験（RCT）

A　研究方法の概要・特徴

　ランダム化比較試験（RCT）とは，対象集団を定め，介入を実施する群としない群のどちらかにランダム（無作為）に割り付け（＝ランダム割り付け，無作為割り付け），各群におけるアウトカム指標を比較することによって，介入の効果を検証する手法である（**図Ⅳ-3-2**）．ランダム化はRCTの最も重要な要素であり，ランダムに介入が割り付けられることによって，交絡因子が介入の効果に与える影響を無視して結果を解釈することができる．

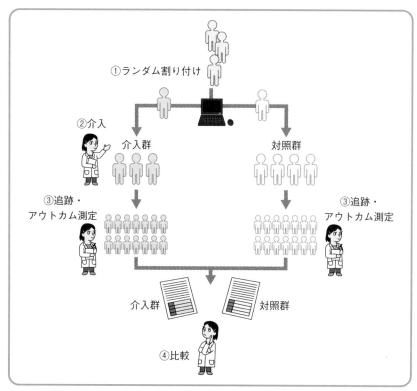

図Ⅳ-3-2　ランダム化比較試験（RCT）の手順

① ランダム割り付け

② 介入

介入群　　　　　　　対照群

③ 追跡・
アウトカム測定

③ 追跡・
アウトカム測定

介入群　　　　　　　対照群

④ 比較

　RCT のもう 1 つの重要な要素として，**盲検化**（ブラインド，マスキング）がある．盲検化とは，各対象がどの群に割り付けられているかを，対象者，研究者（介入者，評価者，分析者）にわからないようにすることである（**表Ⅳ-3-1**）．表に示す，①対象者盲検，②介入者盲検，③評価者・解析者盲検を組み合わせて実施し，対象者と介入者の双方が割り付けを知らないものを「二重盲検」，対象者と介入者，評価者・解析者の三者が割り付けを知らないものを「三重盲検」とよぶ．評価者・解析者を分けて「四重盲検」とよぶこともある．

　ランダム化や盲検化が厳密に実施された RCT では，結果に生じるバイアスが抑えられ，導かれた結果は他の研究デザインと比較して最も妥当性が高いとされる．そのため，患者への介入を考えるにあたってまず検索すべきエビデンスは，RCT（または複数の RCT のメタアナリシス［p.149 参照］）といえる．

B　どのような目的の研究に用いられるか

　介入研究として，最も妥当性が高い結果を得ることが期待できる研究デザインであり，介入研究のゴールドスタンダードとされる．一方で，介入研究において最も重要な，介入をデザインする過程については検証の対象になら

表IV-3-1 盲検化の種類，対象者・方法，効果，防ぐことができるバイアス

盲検化の種類	対象者・方法	効果	防ぐことができる バイアスの具体例
対象者盲検	対象者（患者などの介入を受ける被験者）が，自分がどの群に割り付けられているのかがわからないようにする	介入を受けていると感じた対象者が自分の状態をよく評価したり，対照群に割り当てられたと感じた対象者が脱落したり，自分の状態を悪く評価することを防ぐ	選択バイアス： 「さっきの人は分厚いパンフレットをもらっていたけれども，私のもらったのは紙1枚．私は選ばれなかったのかな…」
介入者盲検	介入や治療を実施する者が，対象者がどちらの群に割り付けられているのかがわからないようにする	介入群に割り付けられている対象者の治療や介入を行う際に，設定された介入内容以上に，アウトカムに影響を及ぼすような介入や治療をしてしまうことを防ぐ	実施バイアス： 「この患者は介入群の患者だから，いつもよりもていねいに診療しよう」
評価者・解析者盲検	介入結果を測定・評価・解析する者が，対象者がどちらの群に割り付けられているのかがわからないようにする	介入群に割り付けられている対象者のアウトカムを測定する際に，効果を過剰に測定したり，評価したりすることを防ぐ	評価バイアス： 「この患者は介入群だから，不安が軽減したにちがいない」

ない．そのためRCTは，対照群を設けない前後比較デザインや，ランダム割り付けを行わない群間比較デザインなどによる介入研究の結果から，介入についての有効性がある程度示され，広く臨床で用いていくためによりエビデンスレベルの高い知見を見出すことが必要な段階に達してから実施するべきである．そして，十分な手順を踏んでデザインされていない介入はRCTの対象とならない．RCTは研究期間が長期にわたることが多いうえ，適切な実施には厳密な計画と管理が必須であるため，人的，金銭的，時間的資源を十分に確保したうえで実施される．

C 結果の解釈・活用についての注意点

前述のように厳密にRCTを実施することは難しく，まずは参照しているRCTが適切にデザイン，実施されているかを吟味する必要がある．そのうえで，RCT自体が妥当であると考えられた場合には，それと同じ介入を自身が置かれた臨床現場において実施できるかどうかを検討することが，意思決定において重要となる．まず，RCTは多大な資源を投入した理想的な環境で実施されるため，資源や専門技能の面から，必ずしも論文と同様の介入が実施できるとは限らない．また，論文の環境下で生じた結果が，目の前にいる患者に直接当てはまるか，そして目の前の患者がその介入を求めているか，という点についても検討する必要がある．そのうえで，期待される結果への影響が小さい範囲で，介入内容を修正し実施することも考慮する．

7 ┃ システマティックレビュー

A 研究方法の概要・特徴

　レビュー（review）は，既に公表されている文献を収集し，それを整理・分析・要約することによって，知見を得ようとする研究の総称である．観察や実験によって得たデータを分析した研究（一次研究）の結果を利用するため，二次研究に分類される．レビューは，ナラティブレビュー，システマティックレビュー（系統的レビューと同義）に大別される．

　ナラティブレビューは，特定の研究領域に関する既存の文献を網羅的に収集し，整理・要約する．文献の収集・整理・要約の過程に特定のルールはなく，実施者の主観に基づいて実施される．それに対し，システマティックレビューは，レビューの再現性，透明性を保つため，明確な方法論に基づいて実施される．

　システマティックレビューは，①レビューの対象となる研究疑問（RQ）の形式化（PICO，PECO），②レビューに含める文献の選択基準・除外基準の設定，③文献検索と文献の選択，④文献に示された結果の収集，⑤研究結果がバイアス（p.49 参照）を受けているリスクの評価，⑥対象文献の要約，⑦レビュー結果の解釈と結論，のステップで実施される．一次研究と同じように，システマティックレビューも計画書（プロトコル）を作成し，それをもとに実施する必要がある．また，プロトコルは，複数のシステマティックレビューが同時に実施されることを避ける目的や，レビューの透明性を担保する目的で，あらかじめ登録・公開することが求められるようになっている．また，システマティックレビューの公表の際は，ガイドライン（PRISMA：Preferred Reporting Items for Systematic Reviews and Meta-Analyses）に沿って執筆することが求められる．

> **メモ**
> プロトコル登録データベースとして英国ヨーク大学が提供する PROSPERO が利用されている（https://www.crd.york.ac.uk/prospero/）.

B どのような目的の研究に用いられるか

　臨床のかたわら，日々出版される一次研究の一つ一つを吟味し，それを意思決定に用いることは，多忙な臨床家にとって容易ではない．上記のシステマティックレビューのプロセスは，EBP の 5 ステップ（p.14 参照）のうち，最初の 3 ステップに相当する．このことから，一次研究はエビデンスを「つくる」，EBP はエビデンスを「つかう」，そしてシステマティックレビューはエビデンスを「つたえる」研究と位置づけることができる．すなわち，システマティックレビューは，臨床で現に生じている PI（E）CO の形で整理される臨床的な研究課題の解決に取り組んだ研究を整理・要約し，臨床家にその知見を伝えるための役割をもつ．

C 結果の解釈・活用についての注意点

システマティックレビューは，EBP の最初の 3 ステップに該当するため，個々の一次的研究の文献に関する批判的吟味はシステマティックレビュー内で示されている．そのため，システマティックレビューの解釈は EBP の 4 ステップ目であり，結果を患者に適用可能かどうかが主眼となる．ただし，システマティックレビューそのものが適切に実施されているかの批判的吟味が不要なわけではない．

まずは，臨床で解決したい課題と，システマティックレビューで取り扱っている RQ が一致しているかは最重要である．次に，文献の検索式は RQ に対応する文献を網羅的に収集するうえで十分か，文献の選択基準/除外基準やバイアスの評価基準が緩すぎたり厳しすぎたりしないかなど，方法を評価する．結果の吟味は，システマティックレビューの結果が，十分な質を保った十分な量の一次研究に基づいて導かれているかどうかによる．システマティックレビューにおける文献の数は，一次研究におけるサンプルサイズと類似した概念ととらえられるし，文献の質はデータの質といえる．多くの文献をもとにしたシステマティックレビューであっても，引用されたそれぞれの文献の質が低ければ，それらを集約して導いた結果の質も低く，それをもとに臨床判断を下すことは慎重になるべきである．逆に，少数の文献をもとにしていても，個々の文献の質が高ければ，質の高い一次研究をもとに臨床判断をするのと同等以上の，臨床判断に足るエビデンスとなる．

8 メタアナリシス

A 研究方法の概要・特徴

システマティックレビューは，ある特定の研究疑問（RQ）に関する一次研究の結果を系統的に集約した二次研究である．メタアナリシス*は，システマティックレビューの中でも，複数の結果を量的に統合したものをいう．メタアナリシスは，共通の PI（E）CO で整理される RQ について実施された一次研究（PICO であれば主に RCT，PECO であれば主にコホート研究）文献の結果を量的に統合するため，文献研究と量的研究の特徴を併せ持つ．

表Ⅳ-3-2 は，メタアナリシスによって一次研究の結果を統合した様子を模式的に示したものであり，「P：2 型糖尿病患者，I：反復学習可能なオンライン患者教育を実施した場合，C：従来の教育入院による患者教育，O：糖尿病関連知識テスト（100 点満点）の点数」という PICO があり，この RQ について実施された RCT 論文が 6 報あったとしている．3 報は効果あり，2 報は効果なし，1 報は逆効果（教育入院のほうが効果が高い）としており，結果は一致していない．また，サンプルサイズも片群 30〜1,000 まで幅がある．量的な結果の統合を伴わないシステマティックレビューでは，この結果

表IV-3-2　糖尿病オンライン患者教育のRCT 6報の結果とメタアナリシス結果

	被験者数（片群）	平均値±標準偏差（点）		平均値の差	結論
		介入群	対照群		
論文 1	30	60±7.9	56±7.8	+4	効果なし
論文 2	200	66±2.1	61±1.9	+5	効果あり
論文 3	150	59±3.0	62±3.9	−3	逆効果
論文 4	1,000	65±0.2	63±0.4	+2	効果あり
論文 5	100	70±5.0	70±4.5	0	効果なし
論文 6	100	78±2.0	74±2.2	+4	効果あり
統合した結果	1,580	65.6±2.1	63.7+2.2	+1.9	効果あり

データはすべて仮想例.

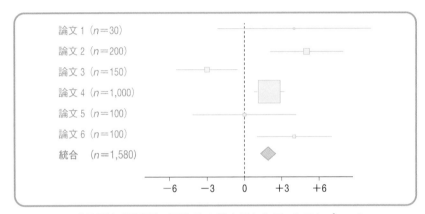

図IV-3-3　**介入群と対照群の平均値の差を示したフォレストプロット**
表IV-3-2の例のフォレストプロットを示す．各論文の平均値の差と信頼区間を四角形と左右に伸びる線で示している．四角形の大きさはサンプルサイズを示す．最下部のひし形は，統合された平均値と信頼区間（左右幅）を示している．

を「3報は効果あり，2報は効果なし，1報は逆効果であった」としか示すことができず，結局のところこの介入に効果があるかないかについて根拠をもって言及することが難しい．そこで，これら6つの論文のデータを合計し，片群1,580のサンプルサイズで，介入群と対照群の平均値±標準偏差を算出し，新たに検定をすると「効果あり」という結果が導かれる．メタアナリシスの結果はフォレストプロット＊という図で視覚的に示される（**図IV-3-3**）.

＊フォレストプロット
一つ一つの研究の線を木に見立て，全体を森（forest）としてとらえることから，この名がつけられている.

B　どのような目的の研究に用いられるか

　メタアナリシスでは，個々の一次研究のサンプルサイズの小ささを補ったり，一次研究では結果が一致しないRQについて，統合した結果を量的に評価したりすることができる．介入研究として最もエビデンスレベルが高いRCTによる結果を，さらに複数統合する研究デザインであり，メタアナリシ

スによって導かれたエビデンスは最もエビデンスレベルが高い.

　複数の研究結果を統合する手法であり，設定されたRQに関する論文が複数公表されていることが必要である. そのため，比較的頻度の高い臨床上の問題への解決策を提示する目的で計画・実施されることが多い.

C　結果の解釈・活用についての注意点

　メタアナリシスは，システマティックレビューの1つであるため，結果の解釈・活用における注意点の基本は同一である. メタアナリシスでは，結果を量的に統合するため，組み入れられた研究の均質性がさらに重要となる. 対象者の属性をはじめ，本項の仮想例ではオンライン教育の手段・内容が類似していない場合には，結果を統合すること自体が妥当でない場合もある. また，示された結果が臨床的に有意な差であるかどうかの吟味は，他の研究デザインと同様に重要となる. 特に，メタアナリシスは複数の研究成果を統合するため，統合されたサンプルサイズが大きく，小さな差でも統計学的に有意となる傾向があることに注意が必要である.

9 ｜ ケーススタディ

A　研究方法の概要・特徴

　ケーススタディ（事例研究）は，研究者が主として過去にかかわった事例を題材として，その事例における場面，行った看護援助などを振り返って記述する方法論である. 質的研究は一般的にデータのディテールを重視するが，複数の類似したデータをカテゴリーに要約したりパターン化したりする際に，程度の差こそあれどうしても個別の文脈などの一部は省略されてしまう. ケーススタディは，取り上げる患者，家族，場面，援助を個別の事例に限定することで，文脈を可能な限り臨床に近い形で維持したまま，結果を提示することを目指す.

　ケーススタディが研究であるためには，先行研究を含めたその領域の一連の発展過程において，その事例を記述することでどのような新しい知見が付与できるかが明確でなければならない. 実施の際には，論文の緒言や方法で，その領域でどのような先行研究がなされ，何が明らかになり何が明らかになっておらず，その中でこの事例をなぜ取り上げるのか，この事例を提示することでどのような領域の発展が期待できるかを明記できるように留意する.

B　どのような目的の研究に用いられるか

　対象理解や看護援助の検討を目的とした研究に用いる. 医学論文において，ケーススタディ（症例報告とよばれることが多い）は一般的である. 希少例や治療に難渋した事例，治療が著効した事例などがよく取り上げられ

る．看護でも同様に，希少例，援助に難渋した事例，援助が有効だった事例がケーススタディに適している．一方で，看護は医学に比べ援助内容の可視化が難しいため，より一般的な事例における看護実践を記述することも場合によっては意義がある．

C　結果の解釈・活用についての注意点

ケーススタディはあくまで個別事例に関するものであり，他の質的研究方法論と比較しても結果の一般化には注意を要する．ケーススタディは，特に臨床実践に近い研究方法論であるため，目の前の患者に，このケーススタディの結果が適用可能かは慎重に吟味する必要がある．

10　質的記述的研究

A　研究方法の概要・特徴

質的記述的研究とは，インタビューや参加観察などを通して得られた質的データ（測定された数値などではなく，われわれが日常的に使用している言葉によって示されるデータ）を用いて，生じている現象をありのままに記述することを目指す研究手法である．グラウンデッド・セオリー・アプローチや解釈学的現象学などの他の質的研究方法論が特定の哲学的背景から強く影響を受けているのに対し，質的記述的研究は特定の哲学的背景との関連性が薄く，より自然な方法で現象を記述しようとする点に特徴がある．データ収集においても，研究参加者の物事のとらえ方や文脈，自由な表現を尊重し，研究者による誘導や解釈を極力避けることが重要となる．結果の記述にあたっては，データの共通点や差異に着目してデータをカテゴリーなどに要約したり，代表的な生データを引用したりするが，その際も研究者による過度な解釈や恣意的なデータの取捨選択を避けるよう留意する．

B　どのような目的の研究に用いられるか

記述しようとする現象が先行研究により十分に明らかにされておらず，かつ，その現象をありのままに自然な形で記述したいときに用いる．得られた結果はあくまで研究参加者における物事のとらえ方などを記述したものであり，因果関係や効果，特定の仮説などの検証を目的とした研究には原則として用いることができない．

C　結果の解釈・活用についての注意点

EBPにおけるエビデンスレベルという点では，質的記述的研究を含む質的研究全般のエビデンスレベルは低い．しかし，量的研究では表現しきれない対象者の物事のとらえ方や感情の機微をありのままの形で記述しようとする

質的研究には，量的研究にはない魅力がある．特に看護のように個別性を重視する学問との親和性は高い．質的記述的研究において重要なことはまず，明らかにしようとしている現象が関係者にとって関心が高いものであることである．論文の緒言では，研究参加者の物事のとらえ方をありのままに記述することの意義が明示されていなければならない．

　方法では，研究参加者の適格基準とリクルート状況を確認し，結果に偏りを生じていないかを確認する．一般的に質的研究は量的研究に比べ研究参加者数が少ないため，個々の研究参加者が結果に及ぼす影響が大きい．その現象を明らかにするうえで適切な研究参加者が選定されているかを確認する．さらに，インタビューや参加観察などのデータ収集と分析の過程，結果において，研究参加者の物事のとらえ方や文脈，自由な表現が尊重されていたか，過度な誘導や解釈がなかったかを確認する必要がある．そのうえで，結果が明らかにしたかった現象と対応しているか，わかりやすいか，興味深いか，納得できるか，新鮮な驚きがあるかなどを確認する．質的記述的研究の結果は，あくまで研究参加者における物事のとらえ方を記述したものであり，一定の普遍性を有する可能性はあるが，解釈の際に過度の一般化は避けるべきである．

11 ｜ 内容分析

A 研究方法の概要・特徴

　内容分析は，質的データを扱いながらも数量的処理を伴いうるという点に特徴がある．具体的には，データを要約し提示する過程で，同様の表現や意味を含むデータの個数，同様の発言をした研究参加者の人数などを数え上げる．さらに，場合によっては，対象者の属性別に発言内容に差異があるかを数量的に比較したり，1つの文に同時に出現する頻度の高い単語どうしを同定したりすることもある．近年，ネットニュースで「話題のキーワード」などとして，特定のキーワードとそれに関連する複数のキーワードがランキング形式で表示されることがあるが，これも「キーワード」という質的データと，その出現頻度という数量的データを同時に扱っているという点で，内容分析の一部とみなすことができる．

B どのような目的の研究に用いられるか

　内容分析には，分析するデータの単位（単語，文，同様の発言をした研究参加者数など）などによってさまざまなバリエーションがあるが，基本的には分析対象とするデータの中にどのようなデータが多く含まれているかを示す方法論である．そのため「どのような意見を持つ人が多いのかを知りたい」「新人と比較した際に熟練看護師はどのようなケアを行う傾向にあるか知り

たい」など，質的研究を通して一定の傾向性を把握したい場合に適している．一方で，ごく少数であっても支援ニーズの高い研究参加者の感情の機微や文脈を詳細に記述したい場合には，他の質的研究方法論を用いるほうが適切なことがある．

C　結果の解釈・活用についての注意点

　内容分析は数量的な処理を伴いうるため，数値の代表性が問われる．代表性については，基本的に量的研究の考え方に準ずると考えてよく，特に研究参加者のサンプリング，データ収集方法，分析方法の3点に着目する．研究参加者のサンプリングに関して，対象集団を最もよく代表する研究参加者を選定するためには，全数調査やランダムサンプリングが望ましい．研究者が依頼しやすい者を研究参加者としてサンプリングしている場合（便宜的サンプリングとよぶ），結果的に示されるデータの数量にも偏りが生じるため，結果を解釈する際にはこの偏りに留意する必要がある．

　データ収集方法に関しては，各研究参加者から可能な限り同じような条件下でデータが収集されていることが望ましい．データ収集方法としてインタビューを採用している場合，研究参加者ごとに尋ねた内容が異なっていると結果に偏りが生じる．どのような条件下でデータ収集がなされたかが論文中に明記されているかを確認する．分析方法においては，カテゴリーなどへのデータの要約は適切か，研究者が恣意的にデータを取捨選択していないか，データを無理やり特定のカテゴリーに当てはめていないかなどを確認する．

　分析の信頼性確保の手法としては，データ分析を行った研究者とは別に，コーダーとよばれる別の研究者を複数確保し，独立してデータをカテゴリーに分類してもらい，分類の一致率を確認することもある．近年では，前述の「話題のキーワード」のように，ソフトウェアを用いたより客観的な分析手法（テキスト・マイニング）も普及しつつある．

12　グラウンデッド・セオリー・アプローチ

A　研究方法の概要・特徴

　グラウンデッド・セオリー・アプローチは，研究参加者の語りの多様性に着目し，研究者がさまざまな観点からデータを比較していくことで，同一研究参加者内での物事のとらえ方の変化や，研究参加者間で多様性を生じさせている要因を探索し，多様な現象をうまく説明できる理論（グラウンデッド・セオリー）を導く方法論である．グラウンデッド・セオリー・アプローチは，人はそれぞれが物事に意味を与えながら生きており，その意味は人と人との相互作用の中で随時変化していくという，シンボリック相互作用論の考え方を背景としている．このため，グラウンデッド・セオリー・アプロー

チは研究参加者の物事に対する意味付けの変化を記述したり，その変化を生じさせる人々の間の相互作用を記述したりするのに適している．たとえば，特定の疾患を有する患者において，病のとらえ方がどのように変化してきたか，その変化を生じさせた患者・医療者間の相互作用にはどのようなものがあったかなどを検討することができる．

　グラウンデッド・セオリー・アプローチでは比較が重要であり，比較を通して個人内の変化，個人間の差異が検討される．そのため，対象者のサンプリングにおいては，内容分析のように代表性を重視するサンプリングではなく，その時点までの分析結果に基づいて研究参加者がこれから行いたいと考える比較を実施するための，多様性を重視したサンプリングが行われる（理論的サンプリング）．たとえば，男女の比較が必要と考えた時点で男性の対象者数が少なかった場合には，追加で男性をサンプリングする．そして理論的サンプリングから得られたデータを分析し，さらなる比較を行う（継続比較分析）．これ以上の比較をしても新しいデータのパターンや分析の切り口が出ず，すべてのデータの多様性がこれまでの比較を通して説明できると判断された状態を「理論的飽和」とよび，この時点でデータ収集と分析を終了する．

B　どのような目的の研究に用いられるか

　個々人でとらえ方に多様性があり，とらえ方に変化があり，かつ相互作用を伴う場合に適している．言い換えれば，個人差を伴う何らかのプロセスを記述したい場合に適している．

C　結果の解釈・活用についての注意点

　看護は人と人の相互作用を伴うため，グラウンデッド・セオリー・アプローチとは親和性が高い．しかし，グラウンデッド・セオリー・アプローチを用いた研究には，背景とするシンボリック相互作用論の理解が難しいこと，複数の流派が存在すること，専門用語が多いこと，理論的サンプリングと継続比較分析の実施に時間がかかることなどから，十分な比較検討がなされていないものもある．結果を解釈する際には，どのような観点から理論的サンプリングと継続比較分析を行ったかや理論的飽和に達したかどうかが論文中に明記されているか，読み手として結果に納得できるかが重要である．また，方法論が複雑なため，実施にあたってはグラウンデッド・セオリー・アプローチに精通したスーパーバイザーの助言を受けるべきとされており，関連の記載があるかも確認するとよい．

13 ｜ 現象学的研究

A　研究方法の概要・特徴

　現象学的研究は，現象学を哲学的背景とし，研究参加者の主観的な経験をそのまま理解し記述することを目指す．現象学的研究が目指すのは，研究参加者の語りを一字一句違えずに記述することではなく，ある事象がその人にどのように知覚され，どのようなものから影響を受けながら経験として現れてくるのか，その様相をインタビューや参加観察のデータからとらえ，記述することである．

B　どのような目的の研究に用いられるか

　研究参加者の主観的な経験を，その人が理解しているとおりに理解しようとする場合に適している．看護援助が患者にどのように経験されているかや，患者という経験を新たな視点でとらえ直すために適した方法といえる．

C　結果の解釈・活用についての注意点

　現象学的研究では，研究協力者の経験がテーマやカテゴリーという形で示されることが多い．これらが記述されるにあたり，適切かつ十分なデータが収集されているか，発言内容などの表面的な類似性などによらず現象学的な態度から導かれているかを確認する必要がある．

　現象学的研究による経験の理解そのものが，明日からの具体的な看護ケアを直接的に提唱するわけではない．しかし，その人自身の経験を理解することは看護の基本である．現象学的研究の結果を通して，既存の看護・医療が本当に患者に寄り添ったものなのかをとらえ直すことが重要である．

14 ｜ ミックスドメソッド

A　研究方法の概要・特徴

　ミックスドメソッド（混合研究法）とは，1つの研究の中で質的研究と量的研究を組み合わせて用いる研究デザインである．ミックスドメソッドは，6つの類型があるとされている．量的研究と質的研究の順序性と，どちらの方法に重きを置いているのか，量的研究と質的研究のデータはどの段階で統合されるのかに留意することが重要である．

基本型

1）収斂的（しゅうれんてき）デザイン

　量的研究，質的研究から導き出される異なる視点を比較する際に用いられる．量的研究と質的研究は独立であり，データ収集は並行して行われる．通

常は，分析の段階で量的データと質的データが統合される．

2）説明的順次的デザイン

最初に量的研究を行い，その結果を後続の質的研究によって説明および解釈する目的で用いられる．

3）探索的順次的デザイン

最初に質的研究を行い，そこから導き出された仮説を後続の量的研究で検証したり，質的研究の結果に基づいて尺度開発を行ったりする目的で用いられる．

応用型

1）介入デザイン

ある治療や介入プログラムの効果を検証するための介入研究において，参加者がどのような経験をしているのかを明らかにするための質的研究を埋め込むデザインである．

2）社会的公正デザイン

社会的弱者とよばれる人々の地位向上を目指す目的で行われる研究や，社会的問題の解決のために行われる研究が該当する．社会的公正デザインは，調査手続きに関する分類ではなく，哲学的・理論的枠組みによる分類である．

3）段階的評価デザイン

複数の段階にわたって行われる研究デザインを示す．評価研究のように，ある介入プログラムについて，介入プログラムをどのように改善するかを判断するための形成的評価と，介入プログラムの効果を判断するための総括的評価を実施するような研究が該当する．

B どのような目的の研究に用いられるか

量的研究もしくは質的研究のどちらか1つの方法だけでは得られる情報が不十分で，量的方法と質的方法を組み合わせて用いる必要がある研究テーマである場合に用いる研究デザインである．ミックスドメソッドは，「ある要因Xは，ある対象Zの特性Yにどのように関連するのか？」という研究テーマを検討する場合に特に適しているとされる．ミックスドメソッドを用いることで，複雑な研究疑問（RQ）に対してより確実で包括的な情報を得ることができる．量的研究で示されたデータの背後にある個人の経験や考え方を質的研究で明らかにすること，質的研究だけではわからない全体像や要因間の関連性を明らかにすることが可能となる．

ミックスドメソッドを用いる研究は，規模が大きくなる傾向にあり，時間や手間がかかるうえ，研究計画の立案，実施，分析，得られた結果の解釈にはかなりの経験を要するとされている．そのため，研究期間，研究費，マンパワーが限られている場合，および研究者自身がミックスドメソッドに関する経験に乏しく，経験を有する研究者からのスーパーバイズを受けることも難しい場合には適さないといえる．

C　結果の解釈・活用についての注意点

　ミックスドメソッドは，客観性に重きを置く量的研究と，研究者の主観が重んじられる質的研究という異なる理論背景をもとにした研究方法を組み合わせたものであることに留意する必要がある．おのおのの結果が，量的研究と質的研究のどちらで明らかになったものなのかを明確にし，得られた結果の解釈に反映させることが重要であると指摘されている．

15　尺度開発

A　研究方法の概要・特徴

　尺度開発とは，研究者自身で新しい尺度を作成する際に用いる研究デザインである．尺度とは，直接に観察・測定することが難しい抽象的な概念を測定するためのツールである．看護学においては，「QOL」「不安」「セルフケア能力」「自己効力感」などの概念を測定するための尺度が開発されている．尺度開発の一般的な方法を**図Ⅳ-3-4**に示した．尺度は，妥当性と信頼性を有することが重要である．**妥当性**とは「測定したいものを測定できているかの度合い」であり，**信頼性**とは「同じ条件下で測定を繰り返した際に，どれだけ安定した測定値が得られるかの度合い」である．

①構成概念の検討
- 「何を測定したいのか」を明確にする
- 測定対象となる構成概念を先行研究から確認する

②試作版の作成
- 項目，回答形式の検討
- 内容妥当性と表面妥当性の検討：専門家による確認，対象者への予備調査の実施

③妥当性・信頼性の検討
- 試作版を用いたデータ収集を対象集団に実施
- 妥当性の検討
  - 基準関連妥当性：測定したいものに関連するゴールドスタンダードとの関連性が高いかを検討する
  - 構成概念妥当性：探索的・確証的因子分析などを行い，測定したいものを構成する因子を検討する
- 信頼性の検討
  - 内的整合性：下位尺度ごとにクロンバック（Cronbach）α係数*を算出し，一貫した回答が得られているかを検討する
  - 再現性：再度同じ試作版へ回答した際に，同じような結果が得られたかを検討する

＊クロンバックα係数
測定尺度の信頼性指標の1つ．複数の項目で1つの概念を測定しようとするときに，それらの項目間の一貫性を評価する．

図Ⅳ-3-4　**尺度開発の一般的な方法**

妥当性

1）内容妥当性

　作成された尺度において，その尺度に含まれる質問項目の数や内容が十分であるかの度合いを示す．内容妥当性の保証は，作成された尺度が厳密な作成手順に従って作成されたことを明文化することで行われる．尺度は，その尺度で測定したいもののうち主要なものが網羅され，かつ適切な項目のみが含まれるべきである．項目を作成する際に，測定したい内容に関する専門家の意見を仰ぐ，先行研究のレビューを行う，患者や対象者へのインタビュー調査を行うなどの方法を取る必要がある．

2）表面妥当性

　作成された尺度が，測定したいものを測定できていると思われる度合いと，対象者に適切と思われる度合いを示す．表面妥当性は，内容妥当性と深い関連があり，その1つの側面であると考えられている．相違点としては，表面妥当性は，尺度の試作版を作成した後に項目を見直す点である．

3）基準関連妥当性

　作成された尺度と，他の既存の尺度との相関の度合いを示す．他の既存の尺度は，測定したいものに関連するゴールドスタンダードであることが望ましい．

4）構成概念妥当性

　作成された尺度が，抽象的な概念を測定しうる度合いを示す．

信頼性

1）内的整合性

　作成された尺度に含まれる個々の測定項目間の相関，もしくは合計得点と個々の得点の相関の度合いを示す．相関が強いと，尺度内で行われている測定の均一性が高いと評価される．

2）再現性

　同じような条件下で反復測定を行った場合に，同様の結果が得られるかの度合いを示す．

B　どのような目的の研究に用いられるか

　尺度開発は，研究目的に沿った測定したいものに関連する既存の尺度がない場合に，研究者自身で新しい尺度を作成する際に用いる．質問紙を用いた調査を行う際に，厳密な作成手順に沿って作成された尺度を用いることで，得られる結果の妥当性や信頼性が保証されるといえる．その一方で，自作の質問紙を用いてデータ収集を行う場合，得られる結果の妥当性や信頼性が低い可能性がある．

　尺度開発は，多くの段階を経て行われ，時間や手間がかかるため，既存の尺度が存在する場合は，新たに尺度開発を行わずに既存の尺度を用いることが望ましい．

C　結果の解釈・活用についての注意点

　まず，その論文で開発された尺度は，自身が測定したいものを測定できるものなのかを確認する必要がある．用語の定義や尺度に含まれる項目を確認し，自身の研究の目的にふさわしい尺度であるかを吟味する．次に，その尺度は，自身が調査したい対象者に使用できるかを確認する必要がある．尺度を用いたデータ収集を行う場合，自身が調査したい対象集団において妥当性と信頼性が確認された尺度を用いるべきである．最後に，その尺度が妥当性と信頼性を有し，自身が測定したいものを的確に測定できる尺度であるかを確認する必要がある．研究方法や結果を確認し，**図Ⅳ-3-4** で示した尺度開発の手順がとられ，妥当性と信頼性が十分であるかを吟味する．

　既存尺度の活用時には，自由に使ってよいと論文や尺度に関するwebサイト等に記載がされている場合を除き，開発者の承諾が必要である．加えて，尺度の項目構成や表現内容を変えるなど，尺度に手を加えてはならない．また，外国で作成された尺度を日本で使用するためには，翻訳，逆翻訳等の手順を経た上で，日本の対象者における信頼性と妥当性の検証が必要である．

16 ｜ 概念分析

A　研究方法の概要・特徴

　概念分析とは，ある物事に対する抽象的な観念である「概念」について，その構成要素と構成要素間の関連を明らかにすることで，概念の意味をより明確にし，さらなる活用を促す研究手法である．概念分析では，対象としたい概念が用いられている先行研究や書籍などを広く対象とし，そこに含まれている記述（使用例）を，概念に先立って生じる「先行要件」，概念が含むべき「属性」，その概念を含む事象に伴って生じる「帰結」に整理する．さらに，「先行要件」「属性」「帰結」をふまえて概念の「定義」を作成する．概念分析により，概念の意味および構造を明確にすることで，その後の研究でとらえたい対象や，関連して測定すべき要因が明らかになる．

B　どのような目的の研究に用いられるか

　主に，今後の研究で測定すべきアウトカムや関連要因を決定するための準備段階として行うことが多い．

C　結果の解釈・活用についての注意点

　結果を解釈する際にはまず，分析対象となった概念が看護において重要なものかを吟味する必要がある．また，使用例を収集する際に用いたデータベース，検索式の適切性についても確認する．さらに，概念分析の結果が今後どのように活用されるかが論文中に明記されているかも確認する必要がある．

索引

看護学テキスト NiCE

看護と研究　根拠に基づいた実践　Evidence-based Practice（EBP）

2023 年 8 月 20 日　発行

編集者 西垣昌和
発行者 小立健太
発行所 株式会社 南 江 堂
〒113-8410 東京都文京区本郷三丁目 42 番 6 号
☎ (出版) 03-3811-7189　(営業) 03-3811-7239
ホームページ https://www.nankodo.co.jp/
印刷・製本 横山印刷

© Nankodo Co., Ltd., 2023